Sangeet Singh Gill

Yoga – die sanfte Revolution

W0410627

Sangeet Singh Gill

Yoga – die sanfte Revolution

Gesundung im Innen und Außen

NEUE ERDE

Bücher haben feste Preise.
1. Auflage 2016

Sangeet Singh Gill
Yoga – die sanfte Revolution

© Neue Erde GmbH 2016
Alle Rechte vorbehalten.

Zeichnungen:
Sven Heller

© Das Copyright für alle Yoga-Sets und Meditationen liegt
beim Kundalini Yoga Research Institute (KRI) www.kriteachings.org

Titelseite:
Fotos: GaudiLab (Yogini), Stefano Tinti (Demo),
beide shutterstock.com
Gestaltung: Dragon Design, Elbe

Satz und Gestaltung:
Dragon Design, Elbe
Gesetzt aus der Minion und der Gill Sans

Gesamtherstellung: Appel & Klinger, Schneckenlohe
Printed in Germany

ISBN 978-3-89060-681-1

Neue Erde GmbH
Cecilienstr. 29 · 66111 Saarbrücken
Deutschland · Planet Erde
www.neue-erde.de

MIX
Papier aus verantwortungsvollen Quellen
FSC® C100257

Für Nirmal, Siri Dharam und Anand Jot.

Inhalt

Alle aufgeführten Zitate stammen – sofern nicht anders bezeichnet – von *Yogi Bhajan.*
Kursive Begriffe werden im Glossar erklärt.

I

Ein anderes Verständnis von Yoga

Am Anfang

Es muss ein schöner Augusttag in Loches in Frankreich gewesen sein, damals im Sommer 1995, als ich von einer Hoffnung erfüllt wurde, die so stark war, dass sie meinem Leben eine neue Richtung gab.

Die Monate zuvor war ich viel unterwegs gewesen. Ich war ein 22jähriger Polit-Aktivist, und ich hatte eine Mission. Im Frühjahr war ich dabei, als der Castor-Transport in Gorleben blockiert wurde: 10.000 Demonstranten gegen 15.000 Polizisten. Im Frühsommer dann: Gen-Feld-Besetzungen und ein Hüttendorf gegen den Ausbau der Ostsee-Autobahn. Dazwischen Gruppentreffen, Planungen, lange Gespräche über die Notwendigkeit, die Welt zu retten. Ja, das war unser Anspruch: Wir wollten die Welt retten.

Irgendwann wurde es meinem Körper zu viel. Obwohl ich noch jung war, machte er die mentalen und körperlichen Spannungen nicht mehr mit. Ich konnte die Welt nicht retten. Da ich das nicht einsehen konnte, wurde ich von meinem Körper ausgebremst und schließlich gestoppt. Meine politischen Ziele wurden durch meine körperlichen Grenzen beendet. Ich kam zum Yogafestival nach Frankreich als ein gescheiterter Aktivist, der alles zurückließ, was ihm bis dahin wichtig gewesen war. Meine Hoffnungen waren erloschen. Ich hatte keine Erwartungen mehr – auch nicht ans Yoga. Ich erhoffte mir lediglich etwas Erleichterung für meine körperlichen Probleme.

Neben den vielen wundervollen Erfahrungen auf dem Festival, war es vor allem ein einzelnes Ereignis, das mein zukünftiges Leben prägen würde. Wir machten *Weißes Tantra-Yoga*, eine intensive Praxis, bei der Yoga zu zweit ausgeführt wird. Nachdem ich die 62-minütige

Übung fast durchgehalten hatte, bemerkte ich in mir plötzlich eine neue Kraft, die ich nie zuvor bemerkt hatte. Es war wie ein zartes Licht, tief in meinem Inneren. Und es strahlte so intensiv, dass mein ganzer Körper kribbelte. In diesem Augenblick wurde mir das Potential des Yoga bewusst. Es besaß nicht nur die Kraft, einen zu befähigen, über sich selber hinaus zu wachsen, sondern bewirkte bei mir, dass ich mich selber betrachten konnte, von außen, nicht von innen – jenseits meines begrenzten Verstandes. Ich konnte mich so betrachten, wie ich war, mit neutralem Blick. Ich begriff: Wir müssen nicht so bleiben, wie wir sind, wenn wir unsere Sicht auf die Welt steuern können. Diese Steuerung der eigenen Wahrnehmung ist ein Versprechen auf Freiheit, auf ein Ende allen Zwangs. Und ohne Zwang entsteht Frieden. Es war dieser Frieden, der mich in diesem Augenblick des Erwachens am meisten beeindruckte und befriedigte.

Diese eine Erfahrung wiederholte sich viele Male, bis sie im Laufe der Jahre zu einem Teil von mir geworden war. Meine bisherige Verzweiflung verwandelte sich in Hoffnung. Ich praktiziere das Yoga der Hoffnung, das einen alten Traum wahr werden lassen kann: ein Leben in Frieden, Freiheit und im Bewusstsein der Unendlichkeit des Universums.

Nach zwanzig Jahren Yoga-Praxis und vielen Tausend Stunden Yoga Unterrichten wird es Zeit für den Versuch, anderen Menschen, die bisher noch keinen tieferen Kontakt mit dieser Bewusstseinstechnologie haben, einen Einblick in ihre unbekannten Fähigkeiten zu ermöglichen. In diesem ersten Kapitel wird der ursprüngliche Impuls des Yoga erläutert. Indem es von immer mehr Menschen auf diese traditionelle Art praktiziert wird, gibt es Hoffnung für die Krisen der Welt. Ein *Selbstwahrnehmungssystem* entsteht, das im zweiten Kapitel umrissen wird. Im dritten Kapitel wird die Grundlage der Selbstbestimmung erläutert: der Selbstwert. Außerdem werden dort die Techniken vorgestellt, die zu einer neuen Selbstwahrnehmung führen können. Kapitel vier beschreibt, worin der Selbstwert wurzelt. Kapitel fünf beschäftigt sich mit der praktischen Anwendung des Selbstwahrnehmungssystems. Im Kapitel sechs geht es um die individuellen und kollektiven Widerstände auf diesem Weg.

Die Zukunft wird von Gruppenstrukturen geprägt sein, die heute entwickelt, vorbereitet und begonnen werden. Die Frage ist dabei nicht, ob sich diese neuen Strukturen durchsetzen oder nicht. Für uns Menschen an der Schwelle der Veränderungen lautet die interessante Frage vielmehr, ob es gelingt, funktionierende Gruppenstrukturen zu etablieren, bevor das alte, nicht mehr zeitgemäße System des menschlichen Zusammenlebens zusammenbricht und die Errungenschaften der Moderne mit sich reißt. Das siebte Kapitel gibt einen Einblick in die mögliche Zukunft in dreißig bis vierzig Jahren. Die dort erläuterten Zusammenhänge entfalten schon heute ihre Wirkung, brauchen aber wohl noch eine gewisse Zeit, um sich vollständig durchzusetzen.

Die Zukunft wird von Gruppenstrukturen geprägt sein, die heute entwickelt, vorbereitet und begonnen werden – bevor das alte, nicht mehr zeitgemäße System des menschlichen Zusammenlebens zusammenbricht und die Errungenschaften der Moderne mit sich reißt

Yoga – mehr als eine Entspannungsmethode

Viele glauben, dass Yoga eine Methode zur Entspannung ist. Das ist nicht ganz korrekt. Yoga wird vielmehr als Entspannungsmethode benutzt. Aber das Übungssystem, das sich hinter dem Begriff Yoga verbirgt, ist viel komplexer. Mit seiner Hilfe lassen sich punktgenau konkrete Veränderungen erreichen – die Yogis nennen es *Blockaden lösen.*

Kundalini-Yoga ist eine Königsdisziplin im Yoga. Wenn in diesem Buch von Yoga die Rede ist, dann ist vor allem Kundalini-Yoga nach Yogi Bhajan gemeint. Allerdings treffen alle Aussagen auch auf andere Formen des Yogas zu, sofern sie sich an deren gemeinsame Wurzeln in Indien orientieren. Mit Hilfe von Kundalini-Yoga wurde der technische Fortschritt um eine humane Komponente erweitert. Es ist eine fast perfekte Synthese aus altem Wissen und neuzeitlichen Anforderungen. Die zugrundeliegende Tradition ist eine alte kulturelle Errungenschaft der Menschheit, die nach und nach wiederentdeckt wird. Yoga kann also als eine Bewusstseinstechnologie bezeichnet werden, die verborgene innere Türen öffnen kann. Die Wirkung bleibt dabei nicht auf das Individuum beschränkt. Durch eine gezielte Manipulation der eigenen Wahrnehmung, wie sie im *System der Selbstwahrnehmung* nach Yogi Bhajan praktiziert wird, kann eine kritische Masse beteiligter Yogis gesellschaftliche Veränderungen ermöglichen.

Wahrnehmung ist nie neutral, sie ist immer kulturell geprägt. Diese Prägung formt unsere Art zu leben. Die moderne Gesellschaft erzeugt zwanghafte Lebensentwürfe, die den einzelnen seine eigene Freiheit nur in begrenztem Maße zugestehen.

Dies erzeugt unbewusste körperliche und mentale Widerstände. Eine kritische Anzahl an Personen fühlt sich distanziert zur Welt, in der sie leben. Der Soziologe Heinz Bude formuliert es so: »Entfremdung ist, wenn nichts leuchtet, wenn uns nichts ergreift und wenn uns nichts auf den Grund setzen kann.«[1]

Im Kontext des Yoga wird Entfremdung *Kalte Depression* genannt. Das ist eine Depression, die nicht bemerkt wird, da sie nicht bis ins Bewusstsein vordringt. Sie breitet sich auf einer vital-energetischen Ebene im Menschen aus und überträgt die Entfremdung von außen nach innen. Die Betroffenen werden sich selber fremd. Das Bewusstsein dieser Entfremdung wird nicht durch Yoga ausgelöst, aber zumeist verstärkt. Dies kann zunächst Probleme schaffen, die vorher unter der Wahrnehmungsebene lagen. Mechanismen der Selbsttäuschung können entweder beendet werden oder aber noch besser wirken als vorher. Beides schafft Probleme, die vorher nicht da waren. Wie alle effektiven Technologien, hat auch das Yoga zwei Seiten. Es kann missbraucht und falsch eingesetzt werden. Es muss verstanden werden, damit es sich zu einem Yoga der Hoffnung entwickeln kann.

Yoga ist eine Kombination aus Atem-, Körper- und Meditationsübungen. Das Zusammenspiel sorgt für die spezifische Wirkung, die sich auf bestimmte Körperregionen, Körpersysteme oder mentale Zusammenhänge einkreisen lässt. Wenn es etwa um Stress- oder Erschöpfungsbeschwerden geht, gibt es zum Beispiel Übungen für den Nacken- und Schulterbereich. Mentale Überforderung wird in körperliche Anspannung in diesem Bereich umgeleitet.[2] Für jeden Bereich des Körpers gibt es solche Zusammenhänge und dafür passende

Yoga-Übungsreihen. Eine besondere Bedeutung kommt dabei den mentalen Möglichkeiten des Übenden zu. Wer Yoga praktiziert und den Körper damit biegsamer und weicher macht, hat zugleich einen positiven Effekt auf die mentale Befindlichkeit. In der Yoga- und Meditationsforschung ist eine Vielzahl von Belegen vorhanden, wie sich die Übungen positiv auf den Gesundheitszustand der betreffenden Person auswirken.[3]

Entgegen der Behauptung, dass das heutige Yoga ein Produkt des westlichen Zeitgeistes ist, kann man die Wurzeln des Yoga ganz klar in der indischen Tradition verorten. Heute gängige Methoden gehen zumeist auf die *Yoga-Sutren von Patanjali* aus der Zeit um 200 - 300 n.Chr. zurück. Zusammenhänge lassen sich aber auch viel früher nachweisen. Yoga ist eine alte Methode, die es geschafft hat, die Jahrtausende zu überdauern. Viele Yogis gehen davon aus, dass die Yoga-Methodik schon damals mit Blick auf die heutige Zeit entwickelt wurde. Kundalini Yoga wurde einige Hundert Jahre nur im Geheimen von einem Lehrer an seinen Schüler weitergegeben. Erst seit einigen Jahrzehnten ist es öffentlich zugänglich und wird unterrichtet. Da es bisher geheim war, muss sich diese Methode in der öffentlichen Wahrnehmung nach und nach beweisen. Der wissenschaftliche Nachweis für die Effektivität von Yoga ist vielfach erbracht, aber es fehlt noch das Bewusstsein darüber, wieso es funktioniert – vergleichbar mit der Homöopathie. In diesem Bereich werden noch Kämpfe geführt, denn es geht neben dem Dienst an den Menschen auch um sehr viel Geld. Mit Yoga wird inzwischen sehr viel verdient. Wenn nur auf das Geld geschaut wird, droht der Ursprungsimpuls des Yoga verlorenzugehen.

Yoga-Praxis führt zu gesellschaftlicher Teilhabe

Kundalini-Yoga wurde für Menschen konzipiert, die in der Verantwortung stehen, für »Haushälter«. Konzipiert ist allerdings kein treffender Ausdruck, vielmehr wurde ein expliziter Teil der Realität ans Licht geholt, um ein konkretes Ergebnis zu erzielen. Diese Technologie erzeugt keine Abgrenzung, um sich selber möglichst ohne äußerliche Störungen zu entwickeln, sondern ein Hineingehen in den Alltag, in die Probleme und Schwierigkeiten, um dort Wachstum und Entwicklung zu ermöglichen. Yogi Bhajan, der das Kundalini-Yoga in den Westen brachte, ist das beste Beispiel für das Leben eines Yogis am Puls der Zeit. Er gründete zahlreiche sehr erfolgreiche Firmen und hatte viele Kontakte zu Menschen aus allen Schichten der Gesellschaft. Der Gouverneur von New Mexico, wo er bis zu seinem Tod lebte, war ein häufiger Gast in seinem Aschram. Gleichzeitig behandelte er die Garderobieren mit dem gleichen Respekt und der gleichen Offenheit wie die mächtigen Freunde, die er hatte.

Ein weiterer Hinweis auf die besondere Verbindung zwischen Yoga und öffentlichem und wirtschaftlichem Leben war Yogi Bhajans Einstellung zu Geld: »The Pure can not be Poor.« Wer mit sich selbst im reinen ist, kann nicht arm sein. Er hat seine Schüler dazu ermuntert, Geld zu verdienen und im Umlauf zu halten – nicht um materiell abgesichert zu sein (was in Ordnung ist, aber nicht im Vordergrund stehen sollte), sondern um in der Lage zu sein, andere zu unterstützen.

Der Bezug von Yoga zu Strukturen des öffentlichen Lebens geht bis in die höchste Ebene: Die 3HO – Healthy Happy Holy Organisation – wurde 1969 gegründet, eine Yogalehrervereinigung, die von der UNO als offizielle NGO (Nichtregierungsorganisation) mit Beratungsfunktionen in UN-Gremien anerkannt ist.

Dies alles hat seinen Ursprung in einem besonderen Wirkungsaspekt des Kundalini-Yoga, der vielen nicht bewusst ist: Die individuelle Yoga-Praxis führt zur gesellschaftlicher Teilhabe. Und das Selbstwahrnehmungssystem ist das geeignete Konzept, um diese Teilhabe ohne Verlust der eigenen Werte zu ermöglichen.

> Die individuelle Yoga-Praxis führt zur gesellschaftlicher Teilhabe. Und das Selbstwahrnehmungssystem ist das geeignete Konzept, um diese Teilhabe ohne Verlust der eigenen Werte zu ermöglichen.

Um das zu verstehen, betrachten wir den Prozess genauer, der mit der aktiven Yoga-Praxis einsetzt.

Wer mit Kundalini-Yoga anfängt, wird zunächst mit einigen Möglichkeiten beschenkt, das Leben intensiver zu gestalten. Die Lebensenergie steigt und damit auch die Kapazität, Probleme lösen zu können.

Wenn man sich dann nach einigen Monaten oder Jahren dazu entschließt, das Yoga dauerhaft und regelmäßig für die eigene Weiterentwicklung zu nutzen, wird es plötzlich anstrengend. Ausdauer und Disziplin sind nötig, denn mit der Entscheidung beginnt auch ein Prozess der Selbst-Kristallisation. Jeder Kristallisationsprozess benötigt Druck. Es entsteht etwas Neues, was vorher nicht da war.

Nach einiger Zeit wird aus der Disziplin Gewohnheit. Dadurch kann sich das eigene Energieniveau auf einer hohen Ebene stabilisieren. Anschließend kommt es zu einer Konfrontation mit dem eigenen Ego. Spätestens ab diesem Punkt wird den meisten klar, dass Kundalini-Yoga keine Bewusstseinstechnologie ist, die im stillen Kämmerlein und abgeschottet von anderen genutzt werden kann. Die Bewegung im Innen erfordert auch eine Bewegung im Außen.

Yoga löst körperliche und energetische Blockaden auf, die zuvor eine Trennung zwischen der Wahrnehmung und der Realität bewirkt haben. Die Blockaden waren meistens nötig, weil die Realität untragbar schien. Durch das steigende Energieniveau stellt sich das anders dar. Wenn die Blockaden dann schrittweise beseitigt werden, löst sich auch die Trennung zwischen dem Individuum und der Welt auf. Während viele andere spirituelle oder religiöse Traditionen in einen Abgrenzungsprozess münden, passiert beim Yoga das Gegenteil. Das Außen wird immer wichtiger. Was bisher abgespalten war, wird integriert. Die eigenen Prozesse lassen sich nicht von den äußeren Umständen trennen – und umgekehrt. Die Selbstermächtigung und Stärkung des Egos wird in dieser dritten Phase der eigenen Entwicklung – die *Shakti-Pat* genannt wird – so intensiv, dass ein Ventil nach außen nötig ist – zumeist in Form von sozialem oder gesellschaftlichen Engagement. Dies wird unter den Yogis *Karma-Yoga* oder *Seva* genannt. Ohne diese Praxis ist es nicht möglich, die Demut und Hingabe zu entwickeln, um in dieser Phase den nächsten Schritt zu gehen.

> Während viele andere spirituelle oder religiöse Traditionen in einen Abgrenzungsprozess münden, passiert beim Yoga das Gegenteil.

Vielen ist nicht bewusst, dass das Unterrichten von Yoga eine Hinwendung an die Gesellschaft und die Öffentlichkeit ist. Yoga ist ein

Dienstleistungsgewerbe. Oftmals dient es als Puffer, um gesellschaftliche Missstände auszugleichen. Bei Kundalini-Yoga ist den meisten schnell klar, dass sich diese Dienstleistung nicht auf Gesundheit, Entspannung und körperliche Fitness reduzieren lässt. Wer dieses Yoga ernsthaft betreibt, kann sich selber nicht länger hinters Licht führen. Dieses Yoga macht authentisch. Ob man dadurch besser oder schlechter als Rädchen der wirtschaftlichen Verwertungsmaschine funktioniert, ist ungewiss. Das klingt zunächst sehr individualistisch, aber das ist nur so, wenn man diese Zusammenhänge aus wirtschaftlicher Perspektive betrachtet. Sozial und gesellschaftlich gesehen kommt es zu einer Hinwendung an die Zivilgesellschaft. Wer authentisch ist, leistet keinen Widerstand mehr gegen die eigene Rolle. Menschen ohne innere Blockaden fügen sich ein ins *Gruppenbewusstsein* des jeweiligen Umfeldes. Widerstand dagegen zu leisten, erzeugt Reibung und Schmerzen, die sich ein Mensch ab einem bestimmten Grad der inneren Entwicklung nicht mehr leisten kann. Die eigenen Räder drehen sich zu schnell. Da ist keine Alternative zur Partizipation, zur Teilhabe an den Prozessen der Gesellschaft. Das Selbstwahrnehmungssystem sorgt dafür, dass man aufhört, Sand in das eigene Getriebe zu streuen, das auch das Getriebe des Umfeldes ist, in dem man sich befindet. Durch das Handeln aus der unmittelbaren Selbstwahrnehmung heraus lösen sich Druck und Spannungen auf.

Praktische Übung dazu: 1. Meditation für das Wahrnehmungssystem

Das Ziel des Yoga

Wenn ein Mensch geboren wird, verändert sich seine Wahrnehmung der Welt fundamental. Vorher war das ungeborene Kind ein Wasserwesen – es schwamm geschützt im warmen Fruchtwasser. In einer Wasserblase gibt es kein Gefühl für Schwerkraft. Es ist wohl ein paradiesischer Zustand – keine Anstrengungen, keine Einschränkungen. Wenn der Durst kommt, wird der Mund aufgemacht und das angenehme Fruchtwasser fließt die Kehle herunter. Nur die Enge wird mit der Zeit unangenehm und fordert den nächsten Schritt ein. Irgendwann ist eine Geburt notwendig – das kleine Wesen wird zusammengepresst und durch den Geburtskanal gequetscht.

Eine der grundlegenden Wahrnehmungen nach der Geburt dürfte neben dem grellen Licht und den schrillen Geräuschen die Schwerkraft sein. Plötzlich ist da eine Kraft, die einen nach unten zieht. Für uns ist die Schwerkraft eine normale Erfahrung, für das Neugeborene dürfte es einigermaßen dramatisch sein, dass es plötzlich ein Oben und ein Unten gibt – die Welt zeigt eine ihrer grundlegenden Eigenschaften – die Polarität.

Diese Aufteilung der Welt in zwei Pole wird uns ab jetzt das ganze Leben begleiten. Es gibt Ein- und Ausatmung, zwei Körper- und Gehirnhälften und zwei Geschlechter. Und es gibt ein Verständnis von Richtig und Falsch, von Gut und Böse. Yoga macht sich zur Aufgabe, diese Polaritäten – zumindest teilweise – aufzuheben. Hier zeigt sich die eigentliche Bedeutung des Wortes Yoga. Es bedeutet Verbindung. Verbunden werden sollen zum Beispiel die Körperhälften, die Polarität der oberen und unteren Zentren des Körpers (dargestellt in dem Gegensatz von *Shiva und Shakti*, dem männlichen und weiblichen Prinzip), aber auch der Gegensatz zwischen der materiellen und der spirituellen Welt. Mit Yoga soll der Zustand wieder hergestellt werden, in dem sich der Mensch vor der Geburt befand – das Gefühl von Glück, Einssein und der Verbindung mit der Welt. Mental soll er lernen, die Welt so zu erleben wie das ungeborene Kind – ohne Wertung, ohne das Verständnis von Trennung und den Unterschied zwischen Innen und Außen. Die beiden grundlegenden Funktionen des Nervensystems –*Sympathikus* und *Parasympathikus* – sollen vereinigt werden: Gleichzeitig aktiv sein und tief entspannt, das ist das Idealbild im Yoga. Im dazu passenden Energiemodell fängt der »Nerv der Seele«, die Kundalini-Energie, an zu fließen, wenn die entgegengesetzten Energieformen, Aktivität und Passivität, miteinander vereinigt werden.

Dieser Vorgang kennt eine klare Grenze. Die polare Welt ist existent und hört nicht auf zu existieren, nur weil sie nicht mehr als solche wahrgenommen wird. Der Mensch bleibt ein Wesen der materiellen Welt und damit zum Beispiel an die Gravitationsgesetze gebunden.

Es gibt ein Oben und ein Unten und damit auch das Richtige und das Falsche. Was sich ändert, ist das Gefühl, ausgeliefert zu sein. Das *advaitarische Bewusstsein* (Advei = ohne zwei, ohne Polarität) macht die Welt zu einem angstfreien Ort. Das Bedürfniss nach Kontrolle verschwindet, wenn die Trennung zwischen dem Individuum und der Außenwelt nicht mehr als solche wahrgenommen wird. Die Kontrolle findet in einem selber statt. Durch mentale Veränderungen wird die Wahrnehmung der Welt so gestaltet, dass sie in einem selber optimal widerhallt. Das ist kein bewusster, sondern ein intuitiver Vorgang. Es ist auch keine Manipulation im klassischen Sinne. Es ist eine Synchronisation, die am Ende jeder Yogaübung passiert: Durch die Konzentration und Fokussierung der Haltung – mental wie körperlich – wird ein Reinigungsprozess ausgelöst, der recht unangenehm werden kann. Wenn dieser Prozess zum Abschluss kommt, ändert sich die Wahrnehmung. Dinge, die unmöglich schienen, erscheinen in einem neuen Licht. Blockaden werden aufgelöst und neue Möglichkeiten eröffnet.

Aus Sicht des Yoga ist die Welt ein Ort der Einheit, die Polarität wird lediglich im Kopf erzeugt, um die Dinge zu vereinfachen. Die Bewertung der Realität ist der Ursprung des Ego, ein individuelles Bewusstsein, das erst nach drei Lebensjahren entsteht. Der Mensch erlebt sich getrennt von der Welt, es gibt ein Innen und Außen. Dies ist ein notwendiger Schritt in der Entwicklung eines Menschen, aber aus yogischer Sicht im Idealfall nur von zeitlich begrenzter Dauer. Es erfordert allerdings schon etwas mehr als gelegentliches Yoga, um ein advaitarisches Bewusstsein zu erreichen. Die Wahrnehmung von Oben und Unten, von Richtig und Falsch muss durchdrungen und ausgeweitet werden, um genug Spannung für mentale Prozesse zu erzeugen. Dafür sind normalerweise tiefe, intensive Meditationen notwendig. In einem jahrelangen behutsamen Prozess der Bewusstwerdung ist eine Rückanbindung an die Einheit der Welt möglich.

Die Heilung von Traumata

Um ein individuelles Trauma zu heilen, ist es nötig, die damit verbundenen Erinnerungen und Gefühle noch einmal zu durchleben.

Dafür muss allerdings eine innere Stärke und Kapazität gewachsen sein, die dies ermöglicht. Für ein nationales Trauma ist eine solche Klärung ebenfalls nötig – unter Einbeziehung sowohl der Opfer als auch der Täter. Jeder Mensch lebt seine eigene Subkultur mit eigenen Werten und einem eigenen sehr individuellen Blick auf die Welt. Mit Hilfe von Bewusstseins- und Heilungstechniken ist es allerdings möglich, die Wahrnehmungsperspektive einer anderen Person in sich zu spiegeln. Jeder Mensch erzeugt einen eigenen Blick auf die Welt, der einzigartig ist. Aber ob diese individuellen Facetten in einer gemeinsamen Realität wurzeln, ist ungewiss. Die Abgrenzung von anderen ist ein nötiger Entwicklungsschritt zur Selbstfindung. Aber ob diese Trennung wirklich real ist, wissen wir nicht. Es gibt viele Anzeichen dafür, dass sie es nicht ist.

Einheit ist erfahrbar. Der Bereich im Körper, in dem die Wahrnehmung von Verbindung und Einheit erzeugt wird, wird in den Schriften des Yoga benannt. Es ist die *Zirbeldrüse*, im sogenannten *siebten Chakra* oder *zehnten Tor* am oberen Ende des Kopfes. Nach der yogischen Lehre wird die Zirbeldrüse (Epiphyse) durch Meditation balanciert und öffnet dann das Bewusstsein für eine Erfahrung der Einheit. Eine *vertikal* von oben nach unten und von unten nach oben strömende Energie hält den Körper im Gleichgewicht. Grenzen und Beschränkungen lösen sich auf. Diese Erfahrung kann als kurzweiliger Zustand oder aber – mit kontinuierlicher Yoga-Praxis – als dauerhafte Wahrnehmung erfahren werden. Hier manifestiert sich die Wahrnehmung von Einheit. Wer in Yoga geübt ist, kann sich diese Einheit in fast allen Situationen bewahren. Der Vorteil ist dabei, dass im Einheitsbewusstsein kaum seelische Verletzungen möglich sind. Die Angst verschwindet. Das Unbewusste bekommt den Raum, um sich nach und nach zu entblättern. Die Heilung von Traumata kann dementsprechend Schritt für Schritt stattfinden.

Neben der oben beschriebenen *vertikalen* Ausrichtung gibt es auch eine *horizontale* Ausrichtung, die mental und körperlich erfahrbar ist. Diese horizontalen Einflüsse destabilisieren und erweitern das eigene Wahrnehmungssystem gleichermaßen. Sie erzeugen ein Wechselspiel von Trennung und Vereinigung und lassen sich über ein System feinstofflicher Energiezentren im Körper (*Chakren* genannt) in unterschiedliche Aspekte aufteilen (hier stark vereinfacht): Sexuelle Vereinigung (zweites Chakra), Ich-Bewusstsein (drittes Chakra), emotionale Vereinigung (viertes Chakra), rationale Sortierung (fünftes Chakra) und intuitive Vereinigung (sechstes Chakra).

Daraus ergeben sich unendlich viele Möglichkeiten und Facetten für Entscheidungen aller Art. Das Leben entblättert sich zu einem Meer aus Möglichkeiten, die sich zu einem schönen oder einem schrecklichen Lebensweg zusammengefügt haben können.

In früheren Zeiten spielte sich dieses Wechselspiel der Kräfte nur mit einer begrenzten Anzahl von Personen in einem engeren örtlichen Umfeld ab. Mit dem Aufbruch der modernen Kommunikationstechnologie ändert sich das. Horizontale Einflüsse verstärken sich auf ein Maß, dass es für die meisten fast unmöglich ist, stabil zu bleiben. Die vernetzte Welt bricht in unser Bewusstsein ein, treibt uns vor sich her und zerrt an unseren Wurzeln.

Bewusstseinstechnologien wie Yoga waren früher nur einer Elite zugänglich. Heute scheinen sie zu einer Notwendigkeit geworden zu sein, um am öffentlichen Leben teilhaben zu können. Zugleich öffnet sich die Möglichkeit, nationale Traumata bearbeiten zu können. Dies ist möglich, wenn eine kritische Masse von Personen an gemeinsamen Öffnungsprozessen beteiligt ist und wenn das Thema des Traumas als Empfindung, mit Worten und mit Taten aus der Verschüttung geholt wird.

Ein nationales Trauma ist zumeist eine kollektiv erlebte Gewalterfahrung. Durch die Hinwendung und Verantwortung für die Opfer sowie die objektive Ergründung über die Beweggründe der Täter kann ein neues Kapitel im Umgang mit Konflikten aufgeschlagen werden. Dadurch ist es möglich, zukünftige Opfer zu schützen und mögliche Täter frühzeitig zu beeinflussen, um Schlimmeres zu verhindern.

Der nationale Heilungsprozess dürfte untrennbar mit individuellen Heilungsprozessen verknüpft sein. Die kollektiv beschriebene Beschleunigung und Überforderung der heutigen Zeit bewirkt einen individuellen Stabilitätsverlust. Dieser Mangel wird durch die Vernetzung mit anderen ausgeglichen. Das geschieht automatisch, denn das

»Informationszeitalter« (Yogi Bhajan[4]) erzeugt eine Vereinigung, auch wenn sich niemand einigen will. Diese Assimilierung ruft bei vielen große Widerstände hervor. Da der Prozess nicht kontrollierbar ist, löst er unbewusste innere Blockaden aus, die sich in schweren körperlichen Krankheiten ausdrücken können – diese Art von Krankheiten wird *Autoimmunkrankheit* genannt. Der Körper kämpft gegen sich selbst.

Praktische Übung dazu: 2. Meditation: Die Jupiter-Finger Chakra Meditation, um Traumata zu verarbeiten

Das Geheimnis des Yoga

Yoga, wie wir es im Westen kennen, birgt ein Geheimnis. Da ist etwas, was im Verborgenen liegt. Im Yoga steckt ein subtiler Inhalt, der sich zunächst nicht erschließt und zumeist nicht verstanden wird.

Dieses Geheimnis ist es, was die eigentliche Qualität und Faszination des Yoga ausmacht. Dadurch, dass es nicht offensichtlich ist, wird es oft übersehen. Menschen machen Yoga, und sie wissen nicht, dass es etwas Subtiles gibt, was von ihnen Besitz ergreift und in ihnen einen Ausdruck findet. Sie merken nicht, was es bedeutet, Yoga zu machen. Sie merken wohl, dass es ihnen gut tut, aber sie wissen nicht genau, warum. Es ist dieses Subtile, das Geheime im Yoga, das dafür sorgt, dass es funktioniert, dass es einem besser geht.

Was ist dieses Geheimnis?

Yoga war Jahrtausende lang eine Geheimwissenschaft. Die heutigen Zeiten lassen Geheimnisse nicht länger zu. Alles kommt ans Licht, alles wird deutlich, alles offenbart sich.

Das Geheimnis des Yoga öffnet sich heute für jeden, der es wissen will. Wenn wir es kennenlernen, können wir Yoga mit anderen Augen sehen und auch anders einsetzen. Wenn wir das Geheimnis kennen, können wir über unser Leben selbst bestimmen. Denn das ist die Essenz des Geheimnisses. Im Kern geht es beim Yoga um Selbstbestimmung.

Im Kern geht es beim Yoga um Selbstbestimmung.

Yoga stärkt die Kapazität, nicht in die Polarität zu gehen. Es eröffnet die Möglichkeit, sich in einer Welt der Polarität auf keine Seite festlegen zu müssen. Zum Beispiel spielen die Unterschiede zwischen Männern und Frauen aus der Sicht des Yoga erst einmal keine Rolle, die Übungen funktionieren für beide. Im Kundalini-Yoga gibt es einzelne Übungen speziell für Männer oder Frauen, wenn die *tantrischen Energien* mit einbezogen werden sollen. Aber der yogische Weg an sich ist ein geschlechtsneutraler Weg. Die innere Haltung ist die der Neutralität. Für das Yoga ist der neutrale Geist sehr wichtig, der sogenannte *4. feinstoffliche Körper*.

Dieser Verstandesaspekt steht dem 2. und 3. Körper gegenüber, dem negativen und positiven Geist, die oftmals als ein Engelchen und ein Teufelchen dargestellt werden. Der negative Geist warnt vor Problemen, der positive Geist unterstützt die eigene Projektion, der neutrale Geist wiederum lässt sich weder von dem einen noch dem anderen Eindruck beeinflussen. Er schaut sie sich lediglich an. Das ist der entscheidende Punkt: Hingucken, offen sein, zulassen, aber nicht in die eine oder andere Position gehen. Der Verstand bleibt neutral, und aus dieser Neutralität heraus werden Entscheidungen getroffen. Aus dieser inneren Haltung heraus bleibt man in einer Position, in der Dinge ausgehalten und ertragen werden können wie in einer Yoga-Haltung. Der Körper, das eigene Umfeld oder was auch immer schwingt vielleicht in die eine oder in die andere Richtung, aber du bleibst trotzdem stabil. Durch dieses Aushalten werden Anspannung und Widerstände aufgelöst.

Aushalten und Zulassen sind die Schlüsselbegriffe dieses Vorgangs. Es wird zugelassen, was passiert. Es wird nicht in die eine oder die andere Seite eingegriffen. Du schwimmst nicht mit dem Fluss.

Du hältst aus, und dadurch können neue Ebenen entstehen, neue Dimensionen auftauchen, die vorher nicht sichtbar waren. Das ist das Geheimnis des Yogis.

Wenn es einen Konflikt gibt, der unter der Oberfläche schlummert und dort destruktiv wirkt, besteht die Möglichkeit, Heilung zu erzeugen, ohne den eigentlichen Konflikt anzuschauen oder zu erkennen. Mit Hilfe einer neutralen Haltung kann in einem offenen Konflikt eine Gegenreaktion provoziert werden, die eine Heilung ermöglicht.

Das ist dann so, als würde man eine eitrige Wunde aufschneiden, damit der Eiter abfließen kann. Dieser Vorgang des Schnittes ist ein gewalttätiger Akt, der aber nötig ist, um den Eiter, der unter der Haut liegt, zum Abfließen zu bringen. Genauso kann es auch in Gruppen oder Partnerschaften funktionieren. Durch den Konflikt können sich Anspannungen lösen, die ohne diesen Konflikt nicht möglich wären. Aus diesem Grund scheitern Menschen, die immer nur nach Harmonie suchen oder die immer nur versuchen, das Gute zu erzeugen. Damit negieren sie, dass der Schatten zum Licht dazugehört – ein Grundprinzip des Tantra.

Das traditionelle Yoga arbeitet mit tantrischer Energie. Du gehst in das eine Extrem, um ein anderes Extrem zu erzeugen. Du gehst in die Anspannung, um dich zu entspannen. Aus einer politischen Perspektive kann man in eine extreme Haltung gehen, um dann die entsprechende Gegenreaktion zu erzeugen.

Wenn polare Energien zusammenkommen und gehalten werden, dann balancieren sie sich aus. Es entsteht etwas Gemeinsames. Es entsteht etwas Neues, was nur in dieser Konstellation möglich ist. Wenn dieser Vorgang verstanden wird, kann er bewusst eingesetzt werden, um sich von Zwangssituationen und Manipulationen zu befreien.

Die Reise zum Mittelpunkt

Das tantrische Prinzip der Balance und des Ausgleichs wirkt in alle Bereiche, aber damit es wirksam wird, ist es nötig, sich auf die eigene Essenz oder den eigenen Mittelpunkt einlassen zu können. Diese Grundsubstanz unserer Existenz umschließt die eigentliche Seele (die unveränderbar ist). Die Substanz ist formbar, und sie ist im höchsten Maße durch Einflüsse von außen und aus der Vergangenheit geprägt. Aus dem Blickwinkel des Yoga sprechen wir dabei von einem feinstofflichen Körper, der Einfluss auf unseren stofflichen Körper und unsere mentale Lebenswelt ausübt.

Dieser *Subtilkörper* ist ein Informationsträger. Er speichert die verdeckten und feinsinnigen Eindrücke aus Zeit und Raum. Dadurch hat er den größtmöglichen Einfluss auf unsere Gegenwart, ohne dass einem das bewusst ist. Um diese feinsinnigen Strukturen zu verstehen, ist es wichtig, sich als vernetztes Wesen zu begreifen. Der Subtilkörper hat keinen Anfang und kein Ende. Er ist verwoben mit allen anderen subtilen Strukturen der Welt.

Nur in der absoluten mentalen Ruhe wird die Kraft der Subtilität offensichtlich. Hier entfalten sich die inneren Zusammenhänge und stülpen sich in die Realität. Wer darin geschult ist, die Subtilität zu erkennen, hat es nicht mehr nötig, den Dingen hinterherzulaufen. Stattdessen kommen sie zu ihm. Subtilität löst die Probleme aus einer Ebene heraus, die den meisten fremd ist. Auf dieser Ebene fanden und finden Wunder statt, die sich nicht wissenschaftlich erklären lassen.

Die Meisterschaft über den Subtilkörper ist eine sehr fortgeschrittene Yogapraxis. Die Neun (der neunte feinstoffliche Körper) ist numerologisch gesehen bereits am Ziel. Sie weiß es nur noch nicht und benötigt noch etwas Ruhe und Geduld. Mit dieser Qualität kannst du bis in den Mittelpunkt hineinschauen, jenseits des Offensichtlichen. Es gibt dann keine Geheimnisse mehr.

Diese Weitsicht hat einen Preis, den nicht jeder zu zahlen bereit ist. In der Subtilität ist keine Identifikation mehr möglich. Die mentale Ebene kann nicht andocken. Da ist kein Raum mehr für Manipulation oder Täuschung.

Wer sich auf diese Ebene einlassen kann, für den verwandeln sich Niederlagen in Siege. Wer sich nicht darauf einlassen kann, für den verwandeln sich Siege in Niederlagen.

Das funktioniert folgendermaßen: Die bewusst hingenommene und akzeptierte Niederlage prägt in den eigenen Subtilkörper einen *karmischen Impuls* ein, das heißt, sie erzeugt ein Wirkungsmuster, das Auswirkungen in der Zukunft hat.

Das bewusste Leiden, das durch die Niederlage entsteht, erzeugt auf der Ebene des Subtilen ein Gegengewicht. Hier wirkt das tantrische Prinzip, dass eine Polarität von einer anderen Polarität ausgeglichen werden muss. Du leidest, und dein Leiden erzeugt am anderen Ende einen Vorteil für dich. Der Schatten, den du auf dich genommen hast, lässt dich (oder diejenigen, die beteiligt sind) an einer anderen Stelle strahlen. Du bist in diesem Fall das Medium oder das Objekt eines tantrischen Prozesses. Du gehst in das bewusste Leiden und erzeugst damit einen Unterstützungs- und Sieges-Druck, der dich auf der anderen Seite der Skala nach oben hebt und stark werden lässt. Allerdings ist es nicht ganz leicht, den Druck des bewussten Leidens aufrechtzuerhalten. Der Verstand kennt viele Möglichkeiten, um dem Druck auszuweichen. Wenn das passiert, funktioniert der tantrische Prozess nicht mehr.

Das beschriebene Prinzip wurde von Jesus und von vielen anderen Heiligen und Märtyrern genutzt, um eine Wirkung zu erzeugen. Christus hat sich an das Kreuz nageln lassen, um die Sünden der Menschen reinzuwaschen. Das ist keine fixe Idee oder eine moralische Vorstellung, sondern es ist eine Technik, die funktioniert. Dein Leiden befreit andere. Viele Heilige haben ihr Leid eingesetzt, um auf anderer Ebene eine Bewegung zu erzeugen. Auch *Gandhi* war dieser Zusammenhang bewusst, und er hat ihn benutzt, um Indien in die Unabhängigkeit zu führen.

Auf der individuellen Ebene kann der Umgang mit Subtilität das eigene Leben verbessern und Probleme rasch und wirkungsvoll beseitigen helfen. Yoga ist eine Methode, um den eigenen Mittelpunkt in das eigene Bewusstsein zu heben. Anschließend beginnt dann die Reise der Selbstprägung, die eine hohe Form der Selbstbestimmung darstellt.

2

Eine neue Selbstwahrnehmung

Bewusstsein und Selbstwert

Die modernen Medien heben die bisherigen Informationshierarchien auf. Alle Informationen kommen ans Licht. Es ist nicht mehr möglich, irgendetwas zu verstecken. Das gilt im großen gesellschaftlichen Kontext genauso wie im privaten Bereich. Jeder Mensch wird mehr und mehr zu einem offenen Buch. Masken und Verschleierung stehen immer weniger zur Verfügung. Das Internet ist nur die äußere Form dieser Offenheit, die sich auch zwischenmenschlich vollzieht. Astrologisch gesehen befindet sich unser Planet am Beginn eines neuen Paradigmas, das im Sternzeichen Wassermann steht. Die dazugehörende Qualität bringt alles, was zuvor im Geheimen war, ans Licht.

Die Exklusivität von Informationen war bisher ein wichtiges Machtmittel, das nun nicht mehr zur Verfügung steht. Dies führt zu einer Destabilisierung der Gesellschaft und der Individuen. Alles und jeder kann hinterfragt werden. Alles ist am Wackeln. Es gibt keine Strukturen mehr, die automatisch Zusammenhalt schaffen. Nationen und Religionen, aber auch Vereine und Parteien verlieren ihre Bindungskraft. Sie sind nur noch als Gerüst vorhanden, ohne eigene Impulse setzen zu können.

Was geblieben ist, sind ökonomische Strukturen. Diese binden die Menschen an bestimmte Verhaltensweisen. Aber diese sind kulturell ohne Wert und fördern die Entfremdung. Wir sind uns selber fremd in einer bindungslosen Welt. An die Stelle der bisherigen Bindungen tritt das große Ich. Jeder ist sein eigener Referenzpunkt, sein eigenes Universum. Nur in sich selber kann die Substanz entstehen, die die jetzige Bindungslosigkeit ersetzen kann. Alles Äußere wird zu Beiwerk, zu Möbeln des Geistes. Das eigene Ego nährt sich aus den äußeren

Umständen, die in ihrer Bedeutungslosigkeit mehr und mehr zunehmen.

In dieser Situation wird eine grundlegende Selbstwertschätzung benötigt. Wer sich selber verurteilt, hat keine Substanz zum Leben mehr. Die Selbstablehnung ist eine Geißel der Zivilisation. Die Trennung von Gut und Böse, Hell und Dunkel, Richtig und Falsch als allgemeine Moralvorstellung schränkt den individuellen Menschen ein, begrenzt ihn und führt ihn in die Bedeutungslosigkeit. Yoga bedeutet Verbindung oder Vereinigung. Der Yogi verschmilzt mit seinem höheren Selbst. Er wird zu seinem eigenen Gott. Dies gibt ihm die Substanz zur Exzellenz.

Die jetzige Generation startet in das Informationszeitalter ohne gemeinsamen Fokus und ohne eine Vision. Sie besitzt nicht die nötigen Werkzeuge, um mit der Lücke der Bindungslosigkeit umgehen zu können. Soziale Netzwerke sind mehr Schein als Sein. Sie degradieren reale Wesen zu mechanischen Einheiten, die mit dem Strom schwimmen, um nicht unterzugehen.

Ein Werkzeug, um aus diesem Dilemma auszusteigen und im eigenen Ich anzuknüpfen, ist Yoga.

Ein Werkzeug, um aus diesem Dilemma auszusteigen und im eigenen Ich anzuknüpfen, ist Yoga. Es verschafft dem einzelnen den Raum und die innere Struktur, um gemeinsam mit anderen eine Grundlage zu schaffen, die jenseits von ökonomischen Zwängen Halt, Achtung und Wohlstand bieten kann.

Das Ich erwacht im Gruppenprozess

Der Mensch bleibt trotz zunehmender Individualität ein soziales Wesen. Er kann sich ohne andere nicht reflektieren. Wenn er keinen unmittelbaren Kontakt mehr mit anderen Menschen hat, bleibt seine seelische Entwicklung stehen. Und je intensiver der Kontakt zu anderen Menschen ist, desto intensiver ist auch die innere Entwicklung – hin zu noch mehr individuellem Bewusstsein. Je mehr sich das Individuum entwickelt, desto tiefer und inniger ist der Kontakt zu anderen Menschen. Beides ist nicht voneinander zu trennen.

In der Menschheitsgeschichte gab es einen wichtigen Wendepunkt, an dem sich Gruppenbewusstsein in hierarchisches Bewusstsein gewandelt haben muss. Es könnte jetzt an der Zeit sein, dass sich aus dem hierarchischen Bewusstsein wieder Gruppenbewusstsein entwickelt.

> Es könnte jetzt an der Zeit sein, dass sich aus dem hierarchischen Bewusstsein wieder Gruppenbewusstsein entwickelt.

Die Rede ist vom Beginn der Sesshaftigkeit vor etwa 12.000 Jahren: Die Menschen fingen an, Viehzucht und Landwirtschaft zu betreiben und sich in größeren Zusammenhängen zu organisieren.

Vorher hatten die Menschen viele Hunderttausend Jahre lang in »Rotten« gelebt. Das waren Gruppen von zwei bis drei Familien, die gemeinsam umherstreiften und Nahrung und Schutz organisierten. In der Rotte war der Einzelne in erster Linie ein Teil des Kollektivs. Es gab zwar Individualität, aber diese hatte enge Grenzen, die nicht sehr weit gefasst waren. Aus der Gruppe ausgestoßen zu werden, kam einem Todesurteil gleich. Die Umwelt war zu feindlich, um als Einzelner überleben zu können. In dieser Situation verschmolzen die Menschen ihr Bewusstsein zu einem Gruppenbewusstsein, das sie zu einem gemeinsamen Organismus werden ließ, ähnlich wie es von Insektenvölkern wie zum Beispiel Ameisen oder Termiten bekannt ist. Innerhalb dieses Bewusstseins fühlten sie sich beschützt, geborgen und »ganz«. Ein Ausbruch aus diesem gemeinsamen Kokon war nicht vorgesehen.

Die Anzahl der Menschen in einer Rotte hatte natürliche Grenzen. Sie wurden von der Umwelt festgelegt. Einzelne Rotten gingen sich aus dem Weg, denn sie waren Konkurrenten um Nahrung. Begehrte Jagdgründe wurden erobert oder erbittert verteidigt. Das Gruppenbewusstsein blieb also an eine begrenzte Anzahl von Individuen innerhalb der unmittelbaren Umgebung gebunden.

Dies änderte sich vermutlich an dem oben beschriebenen Wendepunkt. Rotten schlossen sich zu differenzierten Gemeinschaften zusammen und betrieben gemeinsamen Landbau. Durch ihr gemeinsames Handeln werden sie anderen Rotten weit überlegen gewesen sein. Diese anderen schlossen sich daraufhin ebenfalls in größere Gemeinschaften zusammen oder assimilierten sich.

In diesen anonymen Großgruppen war ein gemeinsames Gruppenbewusstsein bald nicht mehr möglich. Stattdessen wurden hierarchische Systeme entwickelt, die verhindern sollten, dass die Menschen sich zu sehr individualisierten. Es entstand ein kollektives Bewusstsein, das einer kleinen Elite große persönliche Freiheiten verschaffte, einer Mittelschicht begrenzte Freiheiten zubilligte und einer großen Masse von Sklaven, Arbeitern, Unberührbaren oder Leibeigenen keinerlei Rechte zugestand.

Für die meisten Menschen war dies die Vertreibung aus dem Paradies, die in der Bibel beschrieben wird. Statt eines gemeinsamen Gruppenbewusstseins, in dem der einzelne Mensch gleichsam partizipierte und seine Wurzeln gebildet hatte, war nunmehr nur eine mechanische Gesellschaftsstruktur übriggeblieben, die den meisten keinerlei geistige Leistung abverlangte. Zustimmung war nicht nötig. Wer nicht funktionierte, wurde aussortiert.

Heute lassen sich viele Menschen nicht mehr durch materielle Knappheit ängstigen. Sie knüpfen an ihr gemeinsames Erbe vor dem Erscheinen des hierarchischen Bewusstseins an. Mechanische Strukturen verlieren ihre Macht über das Individuum. Die Menschen lösen sich aus kollektiven Zwängen.

Gruppenbewusstsein ist den meisten heutigen Menschen völlig unbekannt. Sie können mit dem Begriff zwar etwas anfangen, haben aber keine praktische Erfahrung, was er bedeutet, da sie nur Gruppen kennen, die auf Hierarchien basieren. Echtes Gruppenbewusstsein, wie es zum Beispiel bei indigenen Völkern beobachtet werden kann, bewirkt eine zwischenmenschliche Bindung, die intensiver ist als alles, was den modernen Menschen bekannt ist. Es ist vergleichbar mit der Verbindung zu den Verwandten ersten Grades, also Eltern, Kinder und Geschwister, wenn der Kontakt eng ist, oder mit der Verbindung eines Gläubigen zu Gott. Aber diese Verbindungen sind oftmals nicht selbstgewählt oder können nicht in Frage gestellt werden. So ein Gruppenbewusstsein ist passiv, es kann nicht modifiziert, ausgeweitet oder abgelegt werden, was die Bedingungen für ein aktives Gruppenbewusstsein sind.

Im Gruppenbewusstsein löst sich das individuelle Bewusstsein nicht auf. Es ist nur eine neu hinzukommende Variante oder Spielart der Wahrnehmung der Realität. Der Mensch verliert nicht seine Identität, er bleibt voll handlungsfähig und eigenständig. Aber er ist dort aktiver Teil eines Gebildes, das über ihn selbst hinausragt. Dieses gibt neben Schutz und Selbstachtung vor allem Hoffnung und Zuversicht. Er ist nicht mehr allein. Dieser Zustand ist vielen aus Rauschzuständen, aber auch aus Meditationen oder Verliebtheitsphasen bekannt, die aber zeitlich begrenzt sind und – falls Drogen im Spiel sind – süchtig machen können.

Beim aktiven Gruppenbewusstsein gibt es keine Abhängigkeit. Es gibt keinen Druck von außen, keinen Zwang, und auch keine Angst vor dem erneuten Verlassen eines Kollektivs. Die Gruppe wird dadurch zu einem Motor für die Entwicklung eines eigenständigen Ich-Bewusstseins.

Praktische Übung dazu: 3. Yogareihe: Selbstkontrolle durch entfaltete Feinfühligkeit

Wahrnehmung als Schlüsselfähigkeit für individuelles Bewusstsein

Jede persönliche Entwicklung benötigt an einem bestimmten Punkt einen Impuls von außen. Gesellschaftliche Krisen können in besonderer Weise für das eigene Wachstum genutzt werden. Die Möglichkeiten, die sich aus der Schwäche der etablierten Strukturen ergeben, sind in zwei Richtungen nutzbar: für die Bildung von effektiven Gruppen, Unternehmen und Kollektiven und für die individuelle Bewusstseinsentwicklung. Wenn eine intensive persönlichen Entwicklung möglich ist, dann hängt dies auch mit den gesellschaftlichen und wirtschaftlichen Umbrüchen zusammen. Beides bedingt sich. Im Zuge der Erweiterung der Wahrnehmung durch Yoga und Meditation kommt die persönliche Identität in Bewegung. Sie ist nicht länger statisch, sondern ein Produkt dieser Wahrnehmung. Sie fließt im Strom der Ereignisse – genauso wie gesellschaftliche Zusammenhänge oder staatliche Entscheidungsvorgaben nicht länger auf vorgegebene Strukturen zurückgreifen können. Sie fließen ebenfalls dorthin, wohin der Schwarm sie treibt.

Noch ist unklar, zu was das führen wird. Unsicherheit, Tod und Aufruhr sind eine mögliche Folge. Es kann aber auch sein, dass das Gegenteil eintritt. Wer die Kompetenz und Kreativität der Menschen in die Entscheidungsfindung einbinden kann, stabilisiert Systeme und Strukturen. In dem Maße wie Partizipation gelingt, steigt die politische und wirtschaftliche Macht. Das Selbstwahrnehmungssystem kann als Grundlage für ein Gruppenbewusstsein genutzt werden, das sich nicht an kollektiven Zwängen orientiert, sondern an den jeweils gültigen Bedürfnissen der Beteiligten. Durch eine unverfälschte Wahrnehmung erkennen die Menschen ihre Bedürfnisse und setzen sie mit den Bedürfnissen der Mitmenschen in Beziehung.

Im Gegensatz zum bisherigen hierarchischen Bewusstsein kann das Selbstwahrnehmungssystem nicht von Menschen kontrolliert werden. Diejenigen, die wissen, wie ein auf Wahrnehmung beruhendes Gruppenbewusstsein funktioniert, halten den Schlüssel für Wachstum und Wohlstand in den Händen. Sie können ihre Fähigkeiten effektiv für das Überwinden von Krisen einsetzen. Und das Besondere an diesem System ist, dass es nicht für einen persönlichen Vorteil ausgenutzt werden kann, weil es auf der Souveränität des einzelnen beruht.

Die Nahrung des Bewusstseins

Die Nahrung des Ichs ist Aufmerksamkeit. Wer viel Aufmerksamkeit bekommt, kann sich selber besser wahrnehmen. Der eigene Entwicklungsprozess wird beschleunigt. Aus diesem Grund entwickeln sich die sozialen Netzwerke so rasant. Sie suggerieren Aufmerksamkeit, die allerdings in der Realität weitestgehend substanzlos ist.

Durch die Sensibilisierung der Selbstwahrnehmung wird diese Nahrung von äußeren Einflüssen entkoppelt. Anstatt um die Aufmerksamkeit von außen zu buhlen, dient die eigene Wahrnehmung als Befriedigung. Das Sein ist vollkommen ausreichend.

Die Art und Weise, wie kommuniziert wird, spielt dabei eine besondere Rolle. Die eigene Kommunikation wirkt wie ein Reinigungsfilter für sich selbst. Die gesprochenen Worte prägen die Art des Denkens. *Während dies durch mich hindurchgeht, reinigt es mich.*[5]

Aufmerksamkeit beziehungsweise Wahrnehmung ist die feinste Form der drei Nahrungsmittel. Die anderen beiden sind Atmen und Essen. Während man auf das Essen und Trinken vier Tage und auf das Atmen wenige Minuten verzichten kann, ist die Selbstwahrnehmung wahrscheinlich permanent notwendig, um zu überleben. *Der Mensch ist ein Bündel von Molekülen, das vom Pranakörper (Atem) lebt.*[5] Die Seele sollte mit dem stofflichen Körper verschmelzen, und beide sollten sich gegenseitig harmonisieren, um Bewusstsein zu ermöglichen. *Die menschliche Existenz ist eine Kombination des Pranakörpers und der psychischen Energie, welche das Universum darstellt, Prakriti, die Schöpfung richtigen im Verhältnis. Wenn du diesen Stand der Erkenntnis erreicht hast, bist du klar und rein. Du hörst auf zu suchen, du fängst an zu handeln, zu praktizieren. Alle Unausgewogenheiten in dir werden ausgeglichen, und das Fließen in dir wird so weit wie das Universum – und geht manchmal über das Universum hinaus. Du hast echte Nähe zu deinem Selbst.*[5]

Das Ich wird dabei entgrenzt. Es gibt sich nicht mit dem Ego zufrieden, weil das Ego begrenzt ist. Das Ich benötigt die Nahrung der Aufmerksamkeit, und dadurch *wird* es zur Aufmerksamkeit. Die Wahrnehmung wird zum Ich. Dabei ist keine Kontrolle möglich. Das Ich wird so, wie es ist. Es kann sich nicht verstecken oder tarnen. *Mein Weg geht mit dem Fluss der Seele des Universums, so wie er mich nimmt, so wie er mich bewegt, so wie er mich wünscht.*[5]

Die Identität liegt im Wahrnehmungssystem begründet. Durch diese Entgrenzung wird Energie im Überfluss freigesetzt. Andere Menschen werden davon angeregt und inspiriert. Ihre Leere und Hoffnungslosigkeit wird überwunden. Dadurch wird eine neue Art von Beziehung etabliert, die nicht auf das gegenseitige Absaugen von Aufmerksamkeit beruht, sondern – wie in einer Kettenreaktion – produktive Entspannung freisetzt.

Sog und Druckausübung

Grundsätzlich gibt es zwei Arten der Einflussnahme: Druckausübung und Anziehungskraft.

Druck wird durch wirtschaftliche oder existenzielle Zwänge aufgebaut. Das ist das übliche Mittel, um andere gefügig zu machen. Anziehungskraft oder Sogwirkung ist ein völlig anderer Einfluss. Druck erzeugt in einem begrenzten Teil des Individuums eine Resonanz. Ein Sog entsteht dagegen aus der Gesamtheit der Wahrnehmung. Wir fühlen uns angezogen von Organisationen, von Ideologien, Systemen oder von Ideen und von einzelnen Menschen, zum Beispiel von Yogalehrern, die uns auf unserem Weg unterstützen. Es ist schwierig, sich einer Sogwirkung, auf die wir ansprechen, zu entziehen, weil sich das damit zusammenhängende mentale Muster in unsere Persönlichkeit eingedrückt hat. Diese besondere Nervenimpuls-Frequenz kann von uns erst dann kontrolliert oder ihr widerstanden werden, wenn sie erkannt wurde. Anschließend muss sie durch etwas anderes ersetzt werden.

Die mentale Orientierung ist bei den meisten auf die individuelle Vorstellung von Richtig und Falsch beschränkt. Deshalb werden Ereignisse, die nicht in diese Vorstellungen passen, ignoriert. Nur ein sehr positives Erlebnis – zum Beispiel in einer Yogastunde – kann einen Sog oder eine Anziehungskraft erzeugen, die die Wahrnehmung für etwas Neues öffnen. Der größte Sog, dem die Menschen ausgesetzt sind, entsteht dort, wo das höchste Organisationspotential vorhanden ist. Im Augenblick ist das die globale Verwertungsmaschinerie des Kapitalismus. Dieser Sog erzeugt in uns den Wunsch, unsere Zeit und Arbeitskraft zu verkaufen und ein bequemes Leben mit Konsumorientierung zu führen, obwohl das möglicherweise nicht den Bedürfnissen unseres Körpers und unserer Seele entspricht. Wenn wir uns vom Sog der sorglosen Versorgung abwenden, werden wir mit Angst konfrontiert, unserer eigenen und die der anderen, die mit uns in Kontakt sind. Wenn der Sog nicht mehr greift, beginnt der Druck. Der verwurzelte Mensch kann mit Unterstützung von Yoga und Meditation die Wirkung von Druck und Sog wahrnehmen und, falls dies gewünscht ist, ignorieren. Er erkennt seinen eigenen Raum und erzeugt seinen eigenen Sog. Jeder Mensch tut das zu einem gewissen Grad.

Eine Mischung aus Sog und Druck dient dazu, Personen zu kontrollieren. Oftmals wird in einem hierarchischen System dafür gesorgt, dass sich bestimmte Gruppentypen mit ein und demselben Fokus nicht zu sehr mischen. Ein traditionelles Beispiel ist das System der vier Höfe in alten asiatischen Klöstern, die in sich verengenden Ringen wie eine Zwiebel gebaut sind. Jeder Ring symbolisierte eine bestimmte geistige Stufe, die die Bewohner erreicht haben. Die Hofmauern trennen sie voneinander, ein Wechseln der Höfe ist nur von innen nach außen möglich.

In einem hierarchisch angelegten Kollektiv – zum Beispiel in einem Unternehmen – fließt die Aufmerksamkeits-Energie auf folgende Weise: Die tieferstehende Gruppe versorgt die höherstehende Gruppe mit Energie und diese machen daraus zum Beispiel Geld. Entweder kommt das Geld direkt aus der tieferen Gruppe oder es wird aus der Arbeitsleistung dieser Gruppe heraus erzeugt.

Ein anderes Beispiel für einen ähnlichen Energiefluss ist das Priestersystem; die Gemeinde versorgt den Priester. Die Gemeinde erhält dafür zum Beispiel eine rituelle Dienstleistung.

Oder in einem Unternehmen: Die Angestellten versorgen den Chef oder die Vorstände. Die Angestellten erhalten ebenfalls Geld, aber in geringerem Maße und nur soviel, dass sie nicht zu eigenständig werden. Das Bewusstsein innerhalb einer tieferen Hierarchieebene bleibt dadurch auf der entsprechenden Stufe hängen. Es wird nicht höher, aber differenzierter. Das bedeutet, dass das Bewusstsein mit der Zeit komplexer und praktischer wird. Aufgaben können effektiver erledigt werden. Aber das Bewusstsein erreicht nicht die Tiefe der nächsthöheren Ebene. Die Energie der Einzelpersonen wird von denjenigen, die weiter oben in der Hierarchie stehen, abgeschöpft und einem möglichen Gemeinschaftsprozess entzogen. Gruppenidentität kann hier nur jeweils auf der gleichen Hierarchie-Ebene entstehen – ohne Verbindung zwischen Oben und Unten. Ein Merkmal dieser hierarchischen Bewusstseinskonstellation ist, dass sich unterschiedliche Hierarchien nicht leicht mischen lassen. Ein Individuum kann nur mit einigen Problemen zwei kollektiven Bewusstseinsstrukturen angehören, die hierarchisch stark voneinander abweichen. In einer Gruppe der Chef, in einer anderen der Depp – das ist nur mit einem starken Nervensystem möglich.

Diese Strukturen werden von immer mehr Menschen durchschaut. Und viele Menschen sind nicht bereit, ihre eigene Energie zur Verfügung zu stellen, wenn nicht gleichzeitig ihre eigene Entwicklung gewährleistet ist. Hierarchien sind dabei nur scheinbar das Problem, denn diese gibt es in jedem lebendigen System. Aber die Existenz als Rädchen im Getriebe ist nicht attraktiv, wenn es keine Einflussmöglichkeit oder eine Perspektive für einen Aufstieg gibt. Dann kann eine Unruhe entstehen, die letztendlich die festen Strukturen mehr und mehr aufweicht.

Aus diesem Grund findet in vielen Unternehmen und in allen Bereichen der Gesellschaft eine schleichende Veränderung statt. Hierarchien werden flacher, die Menschen werden in Prozesse und Entscheidungen mit einbezogen. Dadurch wird gewährleistet, dass sich die Menschen im äußeren Rand des Systems weiterentwickeln können. Diese Öffnung zu organischen Strukturen des gegenseitig Lernens und Wachsens stoßen allerdings an natürliche Grenzen, wenn die Effizienz im Vordergrund steht. Hier vollzieht sich ein langsamer Paradigmenwechsel, hin zu Strukturen, die ein bewusstes Wachstum ermöglichen.

Wenn Menschen zusammenkommen, um an einem gemeinsamen Projekt zu arbeiten, entsteht ein – auch sinnlich wahrnehmbarer – energetischer Raum. Die Intensität dieses Raums ist von verschiedenen Faktoren abhängig, zum Beispiel der Konzentrationsfähigkeit der Beteiligten, der Qualität des Ortes oder der Ablenkung von außen.

Dieser Raum kann aus verschiedenen Blickwinkeln betrachtet werden: aus dem Blickwinkel des Informationsabdrucks im Energiemuster der Erde (*Subtilkörper*), aus dem Blickwinkel das elektromagnetischen Feldes der Gruppe (*Aura*, der *siebte feinstoffliche Körper*) und aus dem Blickwinkel des sich verschmelzenden Bewusstseins.

Je intensiver der gemeinsame Fokus ist, desto größer ist auch das Zusammengehörigkeitsgefühl dieser Gruppe, egal ob sie spontan zusammenkam oder sich schon seit langer Zeit trifft. Dieses Zusammengehörigkeitsgefühl wird durch den Subtilkörper der Gruppe erzeugt. In ihm sind die Erinnerungen der Vergangenheit gespeichert. Die daran gekoppelte Verbundenheit ist über beliebige Entfernungen und über gewisse Zeiträume hinweg von den Gruppenmitgliedern – aber nur von ihnen – wahrnehmbar. Von außen entsteht ein Sog, dieser Gruppe mit anzugehören, und sei es nur als Subgruppe, die der Hauptgruppe dient.

Wenn mehrere Personen zusammenkommen, entsteht nicht automatisch ein gemeinsamer Subtilkörper – dafür ist ein gemeinsamer Fokus nötig. Gruppenbewusstsein entsteht, wenn es eine gemeinsame Bereitschaft gibt, sich aufeinander einzulassen – also nicht in reinen Zweck- oder Zwangsgemeinschaften. Das kollektiv wachsende Bewusstsein ist nicht die Summe der einzelnen, es bildet eine ganz neue Dimension. Menschen mit hohem Bewusstsein machen dabei eine Erweiterung in der Horizontalen – sie bekommen eine differenziertere Erfahrung über die Welt. Menschen mit weniger hohem Bewusstsein machen eine Erfahrung in vertikaler Ausrichtung. Sie erfahren mehr über sich selber und ihren Energiefluss. Das Gruppenbewusstsein selber besteht nur im Augenblick des Zusammentreffens, hinterher bricht es zusammen. Aber es hinterlässt einen Eindruck. Deshalb ist allein das Zusammensein zwischen Menschen ein Wert an sich – und manchmal auch völlig ausreichend, um einen Effekt zu erzielen.

Manipulation durch Aufmerksamkeit

Viele Menschen, die diese Vorgänge durchschaut haben, nutzen ihre mentalen und energetischen Fähigkeiten aus, um von anderen Menschen Aufmerksamkeit zu bekommen. Sie setzen sich selber in den Mittelpunkt und erschaffen eine Art Mythos von ihren eigenen Fähigkeiten. Je mehr Menschen ihnen dann Aufmerksamkeit schenken, desto mehr Anziehungskraft bekommen sie. Ihr eigenes Bewusstsein wächst entsprechend an. Das Bewusstsein der Menschen, die ihnen Aufmerksamkeit schenken, profitiert nicht unbedingt. Wenn sie nicht ihre eigenen Fähigkeiten entwickeln, sondern nur zu einem anderen aufblicken, tut sich bei ihnen gar nichts. Yogaübungen und Meditationen benötigen einen Rahmen, wie ihn das Kundalini-Yoga und die Goldene Kette bietet, um bei den Übenden bewusstseinserweiternde

Erfahrungen auslösen zu können. Ohne diesen Rahmen ist das Ergebnis mager. Der Rahmen wiederum wird durch Menschen aufrechterhalten, nicht durch die Technik selber. Deshalb ist das Lehrer-Schüler-Verhältnis so immens wichtig für den Erfahrungsprozess.

Dieses Verhältnis wird ausgenutzt, wenn der Schüler nicht in seiner hundertprozentigen Souveränität unterstützt wird. Ein guter Yogalehrer greift nicht ein. Er versucht nicht, zu profitieren. Er kontrolliert nicht. Er gibt sich dem Fluss der Energie hin. Persönliche oder geschäftliche Kontakte zu Schülern bergen das Risiko der Vorteilsnahme, auch wenn sie vom Schüler ausgehen. Sexuelle Kontakte zu Schülern sind eine Form von sexuellem Missbrauch, auch wenn sie in scheinbarem Einvernehmen passieren.

Die Aufmerksamkeit, die der Lehrer dem Schüler entgegenbringt, wird von diesen oftmals gierig aufgenommen. Der Wunsch nach Aufmerksamkeit ist vergleichbar mit dem Verhältnis zwischen Kindern und Eltern. Kinder folgen ihren Eltern nach, die Aufmerksamkeit der Eltern ist die Bedingung für das eigene Wachstum. Die Aufmerksamkeit des Lehrers stillt das Verlangen nach dem Kontakt zur eigenen Seele. Der Lehrer repräsentiert das höhere Selbst des Schülers. Der Mangel des Schülers wird über den Kontakt zum Lehrer befriedigt. Aber diese Befriedigung ist wie ein Rausch, wie eine Droge. Der einzige Weg zur eigenen Seele ist der Weg in sich selber. Die Suche im Außen ist unnötig und manchmal auch schädlich.

Wenn ein Schüler einem Lehrer verfallen ist, dann befindet er sich in einer zweifelhaften Zwischenstufe, ohne die Möglichkeit zur kritischen Resonanz. Es ist die Aufgabe des Lehrers, den Schüler aus dieser Gefangenschaft zu befreien und diese zu hinterfragen.

Praktische Übung dazu: 4. Meditation zur Öffnung des Dritten Auges. Dieses ist der Sitz der Intuition.

Das unsichtbare Netzwerk

Auch wenn die zu enge Anbindung an einen Lehrer schädlich für die eigene Entwicklung sein kann, ist sie trotzdem ein Garant für

Stabilität. Ohne diese Stabilität kann sich oft nicht genug Energie aufbauen, um individuelle Veränderungsprozesse einzuleiten. Es fällt schwer, sich am eigenen Schopf wie der *Baron Münchhausen* aus dem Schlamm zu ziehen. Ein Lehrer bietet einen vorübergehenden festen Untergrund, der genutzt werden kann. Andere Formen der Stabilität entstehen im Zuge des Informationszeitalters. Durch die Möglichkeit der Vernetzung werden persönliche Beziehungen weniger wichtig. Sie werden durch ein »Hintergrundrauschen« ersetzt. Diese Form der Stabilität ist weniger greifbar, sie greift aber auch weniger in die individuellen Bewusstseinsprozesse ein.

Organische Kommunikation lässt sich nicht steuern. Durch sie entsteht ein unsichtbares Netzwerk, das manchmal denjenigen, die es bilden, verborgen bleibt. Von außen ist es gar nicht zu erkennen. Es gibt keine allgemeinen Verabredungen, und doch wirken hier Kräfte zusammen, spüren sich gegenseitig auf subtile Weise und bringen so eine Bewegung zum Wachsen und einen Impuls ins Rollen. Der Prozess des sich bildenden Netzwerkes ist mit allen Höhen und Tiefen verbunden, die Gruppenprozesse durchlaufen. Es gibt Zeiten der vollständigen Orientierungs- und Hoffnungslosigkeit und Augenblicke des Aufbruchs und des Übermuts. Wer genau hinschaut, erkennt die feinen Verbindungsstränge des Netzwerks, die keinem rationalen Muster folgen und sich nicht einfassen oder zementieren lassen. Das Netzwerk weicht vielmehr an den Stellen zurück, wo sich eine zu rigide Vorstellung oder ein zu festgelegtes Ziel etabliert hat. An diesen Stellen bricht dann die Energie ein und sorgt für einen natürlichen Ausgleich, ein natürliches aber beständiges Austarieren, hin zu einem unbekannten Ziel. Dabei ist es vollkommen egal, welche Personen dieses Netzwerk bilden.

Es gibt nicht das *eine* Netzwerk. Es gibt so viele Netzwerke, wie es Menschen gibt, jeder spinnt sein eigenes Netz, das Schutz und Austausch ermöglicht. Aus diesen Netzen bilden sich Kokons, sich überlagernde Netze, die sich mehr oder weniger verstärken, von einander trennen und an anderer Stelle wieder verbinden. Die Bewegung der Netze folgt einem energetischen Muster, einem subtilen Plan, der das Chaos mit einbezieht und in sich vereinigt. Chaos erzeugt Zerstreuung, es löst vorhandene Muster auf. Zugleich macht es dadurch Platz für neue Zusammenhänge, neue Verbindungsstrukturen und neue stabilere Netze, die hin und wieder alle anderen Netze überlagern können und ihnen ihren Willen aufzwingen, bevor sie sich wieder auflösen müssen.

Allen Netzen liegt ihre Vergänglichkeit zugrunde. Was heute noch trägt, kann morgen schon fortgeweht sein. Das Kollektiv ist so stark wie eh und je, aber es hat nur einen einzigen Anker, einen Kleber, der es zusammenzuhalten vermag: der gemeinsame Wille. Der Wille erschafft die Grundlage, und der Wille löst sie wieder auf. Feste Strukturen werden durch festen Willen ersetzt. Nur wenige haben das erkannt. Opportunismus ist zu einem gängigen Lebensstil geworden. Gut ist, was geht. Wer sich benutzen lässt, wird benutzt. Wer sich wehrt, wird mit einbezogen. Es ist wie der Fluss des monetären Reichtums: Das Geld fließt an den Ort des geringsten Widerstandes, dort wo die Steuern am niedrigsten sind. Wenn das Geld benötigt wird, um die Masse der Menschen stillzuhalten, dann ist das gut so. Wenn die Masse dann still ist, fließt es wieder an andere Orte, wo es sich wundersam vermehrt, um zu einem anderen Zeitpunkt erneut als Tröster zu dienen. Manch ein Finanzjongleur hält sich selber für ausgebufft und wohltätig und glaubt sogar, er selber sei es, der das Geld vermehrt. So leben viele in ihrem Tagtraum, schieben Millionen oder Milliarden hin und her und denken dabei, sie hätten wirklich etwas bewegt. Denn eines weiß der Finanzier von heute: Wenn er das Geld an einer Stelle bündelt und auf einen Punkt fixiert, ist es möglicherweise bald verschwunden.

Im sozialen Austausch ist der klare Wille und der feste Standpunkt das, was den Menschen erfolgreich macht. Wer sich festlegt, wer verlässlich ist, wer Wurzeln schlägt, hat nicht nur äußerlichen Erfolg, er ist auch glücklich. Er übernimmt Verantwortung. Verantwortung festigt den Charakter und befreit ihn von dem Wunsch nach Anhaftung und Sicherheit. Verantwortung in einer Gruppe zu übernehmen bedeutet, Vereinbarungen zu treffen, die dauerhaften Bestand haben oder aber zumindest über das Flüchtige hinausgehen. Vereinbarungen überdauern das Auf und Ab der unsichtbaren Netzwerke. Sie ersetzen die Loyalität, die als hierarchisches System keine Basis mehr hat und sich immer weiter auflöst. Menschen schließen auf Augenhöhe Vereinbarungen ab, befristet und (sehr selten) unbefristet, an die sie sich halten. Dies ist die Grundlage einer beständigen Struktur, die sich gegenüber allen anderen Strukturen durchzusetzen weiß. Sie wurzelt direkt auf dem Willen der freien Menschen. Nichts auf der Welt ist stärker.

Wir schließen eine Vereinbarung ab, und diese Vereinbarung ist eine Entscheidung. An dem Verlauf der kommenden Krisen wird sich diese Vereinbarung bewähren oder auch nicht. Vielleicht muss die Vereinbarung geändert werden. Schwierigkeiten sollten kommuniziert werden. Alle Entscheidungen müssen transparent ablaufen. Das ist das Wesen des Informationszeitalters. Jeder Mensch muss seinen eigenen Wert erkennen. Wenn er sich über andere definiert, wenn er seinen Selbstwert aus der Reaktion von anderen bezieht, kann er schlecht eine Vereinbarung eingehen, die seine eigene innere Festigkeit abverlangt. Deshalb ist das Einlassen auf eine verbindliche Struktur ein heilsamer Prozess für die individuelle Entwicklung.

Das künstliche Ich

Im Zuge der weltweiten Umweltverschmutzung werden künstliche Materialien mehr und mehr in der Natur und im menschlichen Körper nachgewiesen. Die winzigen Partikel ersetzten natürliche Teilchen und werden im Gewebe eingebaut. Die Auswirkung dieses »Materialtausches« sind weitestgehend unerforscht. Wahrscheinlich beeinträchtigen diese Fremdstoffe die eigene Körperwahrnehmung. Der Plastikkörper formt den Plastikgeist: Konformität und Mechanik ersetzt das kreative Chaos.

Neben den unerwünschten Fremdstoffen im Körper gibt es auch erwünschte, die den Menschen Schrittweise zu einem Mischwesen machen – halb natürlich, halb künstlich. Tattoos, Piercings, Brustvergrößerungen, künstliche Gelenke, selbst die Spirale zur Empfängnisverhütung – sind typische, wenngleich bekannte und akzeptierte Körpermodifikationen. In einigen Jahrzehnten könnten die Grenzen dafür woanders liegen als heute. Dann gibt es möglicherweise Implantate, die allein der Bequemlichkeit dienen. Schon jetzt gibt es Eingriffe in den Körper, deren energetische Wirkung verheerend sein kann – etwa Änderungen in der Nasenwurzel. Die Langzeitwirkungen vieler Operationen sind nicht erforscht. Ein Beispiel ist das »Augenlasern« zur Beseitigung von Kurzsichtigkeit.

Das gezielte Umbauen des eigenen Körpers ist für viele kein Tabu. Schon heute lassen sich Leute ihre Körper modifizieren, um bessere Jobs zu bekommen. Im Augenblick sind das vor allem Schönheitsoperationen und künstliche Gelenke, in naher Zukunft werden weitere Teile des Körpers ersetzt werden können. Knochen und Sehnen können aus Hightech-Material hergestellt werden, Funkchips mit Kontrollfunktionen an wichtigen Organe implantiert werden. So werden bereits Chips eingebaut, die permanent Blutzucker- oder Östrogenwerte nach außen funken und diese im Handy abbilden. Ein anderer Trend ist die Züchtung von Ersatzgewebe, zum Beispiel mit Hilfe von Stammzellen. Brustimplantate werden dann nicht mehr benötigt, sondern gezüchtet. Vorzeitig gealterte oder verschlissene Organe werden ersetzt.

Die Betroffenen wenden sich damit von ihren natürlichen Wurzeln ab. Da der Bezug zum eigenen Wesenskern bei vielen Menschen nur noch als Ahnung vorhanden ist, fällt ihnen der Schritt in die künstliche Existenz leicht. Sie haben keine mentale Abwehr dagegen. Mit dem Einsatz von künstlicher Mechanik verlieren sie aber auch die Kapazität eines natürlichen Bewusstseinsprozesses. Die bisher übliche chemische Regulierung mit Hilfe von Medikamenten hatte den Vorteil, dass für die Betroffenen eine Rückkehr in einen natürlichen Lebensfluss möglich ist. Manche Substanzen bleiben ein Jahrzehnt im Körper, aber irgendwann werden sie eben doch ausgeschieden – die Rückkehr zum ursprünglichen Sein erscheint möglich. Bei dem Austausch von Körpergewebe durch Kunstprodukte ist dieser Weg versperrt. Der eigene Körper als spirituell-energetisches Vehikel ist für immer verändert und sehr wahrscheinlich nur noch eingeschränkt nutzbar.

Manipulationen direkt am Gehirn sind inzwischen ebenfalls möglich und werden getestet. Statt chemischer Substanzen könnten Geräte zum Einsatz kommen, die elektromagnetische Impulse aussenden und damit die eigene Stimmung aufhellen oder die Intelligenz oder Reaktionszeit verbessern. Sogenannte Hirnschrittmacher lindern bereits heute bei Parkinson-Patienten Krankheitssymptome. Über eine Fernsteuerung können Betroffene den Schrittmacher selbst bedienen. Er sitzt unter der Haut, von ihm führen Kabel direkt ins Hirn. Diese Technologie hilft den Betroffenen, aber sie erzeugt möglicherweise neue Probleme. Wer kann ermessen, welche Nebenwirkungen sich für das Informationssystem des Körpers ergeben? Lohnt sich diese sehr teure Therapie unter solchen Gesichtspunkten? Verbessert sie die Lebensqualität der Betroffenen, oder ist es doch eher ein Experiment über die Möglichkeiten von medizinischer Technologie? Das sind die Fragen, um die es im Gesundheitsbereich zukünftig gehen wird. Für die Ausbildung eines Ich-Bewusstsein stellt sich dagegen die Frage, ob dies mit einem künstlichen Körper noch möglich ist. Denn der Körper ist der Ausdruck des Ichs. Er ist das einzige, was wir haben, um uns in der Welt auszudrücken. Wenn er manipuliert wird, kann er die Ausprägung der vollkommenen und individuellen Identität zumindest aus energetischer Sicht nicht leisten. Es bleibt ein Makel. Das Ich ist in dem Maße künstlich, wie es auf eine künstliche Grundlage zurückgreifen muss.

Praktische Übung dazu: 5. Meditation, um Konflikte mit der Erde aufzulösen

Haare und Natürlichkeit

Die Kraft der Haare wird im alten Testament beschrieben und spielt in vielen religiösen und spirituellen Kulturen eine Rolle. Im Altertum und im Orient mussten Sklaven und Diener ihre Haare abschneiden und waren daran zu erkennen. Haare und Bart symbolisieren in vielen Sagen und Bräuchen die ursprüngliche natürliche beziehungsweise männliche Kraft. Im *Sikhismus* – eine Religion aus Indien – wurde die Empfehlung, das Haar vollständig wachsen zu lassen, aus alten Yoga-Quellen übernommen. *Wer sein Haar abschneidet, schneidet seine Stärke ab.* Für viele Menschen in der heutigen Zeit ist ihre Körperbehaarung allerdings bestenfalls lästig.

Auf den menschlichen Körper übertragen symbolisiert der Haarwuchs die vitale Energie des Menschen, die frei und ungehindert fließen (wachsen) will. Jedes Haar ist ein Teil des Wahrnehmungssystems und direkt mit dem Nervensystem verbunden. Die Haare abzuschneiden bedeutet, den Fluss der Energie zu unterbrechen und in die natürliche Balance des Körpers einzugreifen. Jedes abgeschnittene Haar – egal ob auf dem Kopf, im Gesicht, an der Scham oder an den Armen und Beinen – ist eine Begrenzung des eigenen Potentials.

In der yogischen Tradition gilt das Haar explizit als Träger für Sonnenenergie, die den Körper nährt und unterstützt. Auf der Spitze des Kopfes befindet sich der sogenannte Sonnenpunkt, der durch das ungeschnittene und nach oben gebundene Haar unterstützt wird. Nach unten fallende Haare bringen den Energiefluss eher in die unteren Körperzentren und mit den Kräften der Erde –Ausscheidung, Sexualität, Macht – in Verbindung.

Der zentrale Mondpunkt wiederum befindet sich an der Spitze des Kinns. Für Männer ist es von Vorteil, dass hier Haare wachsen, da sie damit die wechselhafte Energie des Mondes ausgleichen können.

Die Haare unter den Achseln sind ein neuralgischer Punkt für das Nervensystem und gelten als der Auspuff des Gehirns. Neben dem ungehinderten Haarwuchs ist es auch besser, diese Körperstelle nur mit Wasser und Seife zu waschen, und die Poren nicht mit Deodorant zu verkleben.

Die Haare an den Beinen und Unterleib unterstützen die Erdung des Körpers. Diese und alle restlichen Haare sind für das Wahrnehmungssystem des Körpers von Bedeutung. Die eigene Selbstwahrnehmung ist davon abhängig, dass die Haare funktionsfähig bleiben. Eine verfälschte Selbstwahrnehmung, die durch die Rasur von Bein- oder Schambehaarung gefördert wird, ist die Grundlage für eine Verwirrung des körpereigenen Informationssystems und fördert möglicherweise *psychosomatische Krankheiten.*

Das Schneiden der Haare ist nicht wirklich ein Unglück, sie wachsen ja schnell wieder nach. Aber es symbolisiert eine bestimmte Einstellung dem eigenen Körper gegenüber. Dieser soll an die gegenwärtigen Moden oder Umstände angepasst werden, anstatt die Umstände an die Bedürfnisse des Körpers anzupassen. Männer mit Vollbart gelten als unästhetisch. Mehr und mehr Menschen halten es für eine gute Idee, sich das Haar dauerhaft (bzw. für mehrere Jahre) zu verätzen oder lasern zu lassen, um auf die lästige Rasur zu verzichten. Schamhaare gelten bei manchen Jugendlichen als unhygienisch. Die Entfremdung vom eigenen Körper und dem natürlichen Fluss des Lebens findet hier einen weiteren Ausdruck.

Die Folgen dieses Verhaltens sind nicht klar zu messen, aber es lässt sich leicht ausmalen, dass die dauerhafte Entfernung des Körperhaars das energetische Potential der Betroffenen mindestens einschränkt.

Dies ist ein weiteres Beispiel, wie die Informationsqualität des menschlichen Körper-Seele-Geist-Systems durch Unwissenheit, Unachtsamkeit oder zweifelhafte Einflüsse von außen eingeschränkt wird. Zusammen mit den vielen anderen »Errungenschaften« der modernen Industriegesellschaften ergibt sich folgendes Bild: Die Menschen haben sich ihrer natürlichen inneren und äußeren Ressourcen beraubt und sind damit einige Zeit auch einigermaßen zurechtgekommen. Jetzt aber ändert sich die Situation. Die negativen Effekte dieser Entwicklung ballen sich zusammen und bewirken ein Umdenken und ein neues Handeln. Noch gibt es keine klare Vorstellung, in welche Richtung dieses Umdenken führen wird. Aber es gibt Technologien aus dem indisch-asiatischen Kulturkreis, die für die jetzige Situation entwickelt wurden und inzwischen allen Menschen zur Verfügung stehen können. Mit Hilfe dieser Methoden ist ein evolutionärer mentaler Entwicklungsschub möglich, der die moderne Technik mit den energetisch-spirituellen Wurzeln des Menschen in Einklang zu bringen vermag.

3

Ohne Selbstwert gibt es keine Entwicklung

Unter Optimierungsdruck

Wir wollen gerne glücklich sein und uns mit allen unseren Möglichkeiten weiterentwickeln, aber oft werden wir von unserem eigenen Mangel an Selbstwertgefühl blockiert. Es gibt zwar Situationen, in denen wir uns wertvoll und geschätzt fühlen, aber die sind zeitlich begrenzt. Das Grundgefühl ist, dass etwas fehlt. Dies setzt uns unter dauerhaften Stress, der unsere Leistungsfähigkeit einschränkt und unsere Gesundheit angreift.

Um stattdessen ein Bewusstsein der Fülle zu etablieren, ist eine positive Einstellung zum eigenen Selbst nötig. Diese wiederum benötigt einen Freiraum zur Reflexion, der im gewöhnlichen Arbeitsalltag oft nicht vorhanden ist. Das unbewusste Gefühl von der eigenen Unzulänglichkeit ist ein wichtiger Motor im Kapitalismus. Dieser hintergründige Mangel erzeugt das Bedürfnis, sich zu verbessern. Dadurch wird ein innerer Druck aufgebaut, der für eine hohe Arbeitsleistung sorgt und ein Konsumverhalten hervorruft, das suchtähnliche Merkmale aufweist.

Entwicklung in der Natur funktioniert anders, und daran sollte das Leben gemessen werden. Hier gibt es Phasen des Mangels und des Überflusses, die sich abwechseln. Das Leben vollzieht sich in Intervallen aus dem Wechsel von Anstrengung und Entspannung. Die Weiterentwicklung in der Natur – die Evolution – ist nicht das Ergebnis einer Anstrengung vieler sondern einiger weniger. Einzelne Individuen ragen heraus und bringen Prozesse ins Rollen durch eine Mutation. Auch Weltbilder können mutieren oder müssen es sogar, damit Entwicklung und Fortschritt möglich wird.

Wenn es die Möglichkeit gäbe, innezuhalten und zu reflektieren, würde so manches ans Licht kommen, was viele lieber vergessen möchten. Vergangene Erlebnisse haben Wunden in unser Selbstwertgefühl geschlagen und sorgen dafür, dass das Selbstbild negativ besetzt ist. Wir fühlen uns schuldig. Wir haben den Eindruck, nichts Besseres verdient zu haben. Dieses innere Bild steigt bei vielen Gelegenheiten aus dem Unterbewusstsein auf und prägt die eigenen Entscheidungen. Es ist beachtenswert, wie fundamental die Auswirkungen dieses Schuld-Bewusstseins auf das eigene Leben sind.

Armut und Mangel sind ein unnatürlicher Zustand, der lediglich als Motor dienen sollte, um Entwicklungen zu beschleunigen. Niemand braucht arm zu sein. Aus wirtschaftlichem Interesse wird Armut künstlich produziert. Obwohl eine soziale Grundsicherung organisatorisch und finanziell das einfacherere Modell wäre, wurde ein System aus Zwängen und Druckausübung geschaffen, um die Menschen in ihrem Schuld-Bewusstsein zu belassen. In Deutschland heißt dieses System kurioserweise »Herzens-Furcht« (englisch: *heart's fear*, zu deutsch: Hartz 4). Der erzeugte Druck sorgt für Wirtschaftswachstum. Aber ist es das wert?

Kompensationen

Viele versuchen, durch Anerkennung von außen – zum Beispiel vom Partner oder von den Arbeitskollegen – das eigene Selbstwert-Defizit auszugleichen. Damit machen sie sich abhängig von der Stimmung anderer. Ein weiterer Mechanismus ist die Projektion von Selbstwert auf äußere Dinge, zum Beispiel auf die Firma oder die Nation. Stolz auf etwas zu sein, was man selber nicht zu verantworten hat, ist fast immer eine Kompensation von mangelndem Selbstwert.

Selbstwert kann sich jeder nur selber geben, indem er sich selbst als vollwertig und richtig anerkennt – einschließlich aller Fehler und Schwächen. Yoga kann helfen, die eigenen Stärken und die eigene Macht zu erkennen und zu akzeptieren.

Yoga kann helfen, die eigenen Stärken und die eigene Macht zu erkennen und zu akzeptieren.

Menschen ohne Selbstwert sind oft auch wütende Menschen, aber es ist eine innere Wut, die nur selten und dann abrupt ausbricht. Die innere Wut zerfrisst den eigenen inneren Reichtum. Sie wird auch »Weiße Wut« genannt und kann im Zusammenhang mit einer Krebserkrankung stehen. Im Kundalini-Yoga gibt es eine Reihe von Übungen und Meditationen, um innere Wut loszulassen und das Selbstbewusstsein zu steigern. Wichtig sind in diesem Zusammenhang die zehn feinstofflichen Körper, die mit den Körperprozessen und der Psyche in Verbindung stehen. Der wichtigste Körper für den Selbstwert ist die *Bogenlinie* (6. Körper) oder der Lichtbogenkörper. Die Bogenlinie verläuft von einem Ohrläppchen über den Kopf zum anderen Ohrläppchen wie ein Heiligenschein. Frauen haben noch eine zweite Bogenlinie vorne von Brustwarze zu Brustwarze – zum Schutz des ungeborenen Kindes.[6]

Der Lichtbogenkörper symbolisiert den eigenen inneren Charakter. Er steht auch im Zusammenhang mit dem Immun-, Nerven- und Drüsensystem. Wenn das Selbstwertgefühl angegriffen ist, ist der Lichtbogenkörper meistens schwach. Dies hat auch Auswirkungen auf die eigene Intuition. Das Leben wird hart, anstrengend und undurchschaubar.

Für den Lichtbogenkörper ist es wichtig, klar und direkt zu kommunizieren und immer die Wahrheit zu sagen. Lügen schwächen die eigene Integrität. Wenn der Mensch für sich und seine Ziele einsteht und auch Schwierigkeiten in Kauf nimmt, die damit im Zusammenhang stehen, stärkt er den inneren Charakter und damit den Lichtbogenkörper. Wenn dieser Körper stark ist, kann er dich vor negativen Einflüssen und vor Krankheiten schützen.

Praktische Übung dazu: 6. Meditation für die Bogenlinie

Die neuen Krankheiten

Die Veränderungen der letzten Jahrzehnte bescheren den Menschen neue Krankheiten, die in der Vergangenheit unbekannt waren. Jedes Zeitalter hat seine eigenen Herausforderungen für Körper, Geist und Seele. Gegenmittel dafür müssen jeweils erst noch entwickelt werden.

Einige Seuchen des vergangenen Zeitalters, die besiegt oder fast besiegt wurden, waren Lepra, Tuberkulose, Malaria und Masern. Dank neuer medizinischer Techniken sind einige der alten Feinde verschwunden. Andere konnten eingedämmt werden oder befinden sich auf dem Rückzug.

Jetzt suchen uns unbekannte Herausforderungen heim, wie Autoimmunkrankheiten (Aids, Diabetes, Krebs usw.) sowie psychische (Depressionen, Unruhe usw.) und energetische Leiden (zumeist Überempfindlichkeiten, Allergien usw.).

Depression und mit Erschöpfung einhergehende psychische Erkrankungen nehmen epidemische Ausmaße an. Erschöpfungsbedingte Symptome sind Schlaflosigkeit, die Unfähigkeit, sich zu konzentrieren oder Entscheidungen zu treffen, Kontrollverlust sowie Entfremdung von normalen gesellschaftlichen und sexuellen Beziehungen. Das Übermaß an Informationen, Zeitmangel sowie zunehmende soziale und persönliche Erwartungen bringen sehr viele Menschen aus dem Gleichgewicht.

Viele dieser Krankheiten sind im Augenblick nicht heilbar. Die moderne Medizin versucht daher, wenigstens die Symptome zu bekämpfen, was nur teilweise und zeitlich begrenzt gelingt und sehr aufwendig und teuer ist. Die Finanzierung des Gesundheitssystems steht unter anderem aus diesem Grund auf der Kippe.

Psyche, Immunsystem und Hormonsystem sind beim Menschen aufs engste miteinander vernetzt. Der schwächste Punkt lag in der Vergangenheit im Bereich der aktiven Immunabwehr gegen Krankheitserreger. In der Zeit vor den Impfungen gegen Virusinfektionen, Antibiotika gegen bakterielle Entzündungen, Blutzuckerpräparaten und Tetanusimpfungen gegen Wundstarrkrampf gab es eine intensive Auslese der Natur. Die Kindersterblichkeit lag noch vor 130 Jahren bei annähernd 50 Prozent. Heute wird in den entwickelten Ländern fast jedes Kind groß und hat gute Aussichten, sein Erbgut weiterzugeben. Die Folge ist, dass sich das psycho-neuro-immunologische Gesamtsystem verändert. Die neuen Schwachpunkte liegen eher in der Psyche und im Hormonsystem (Schlafstörungen, Essstörungen usw.), während sie sich beim Immunsystem verlagern (Allergien, Autoimmunerkrankungen).

Die zuletzt publizierten Forschungen weisen darauf hin, dass es sich im Grunde genommen um ein Informationsproblem (Fehlinterpretation oder gestörte Weitergabe bei Rezeptoren) handelt. Hier scheint der menschliche Körper mit der Informationsflut der Gegenwart in Resonanz zu stehen. Die steigende Anzahl von Fremdstoffen im Körpergewebe und die vielfältige Strahlenbelastung durch die mobile Kommunikation tun ihr übriges.

Die jetzt bekannten Vorgänge sind aber erst der Anfang. Die Skala der Störungen der Körpersysteme ist nach oben hin offen. In dem Maße, wie die Entfremdung des modernen Menschen von seinen Wurzeln voranschreitet, kommt der menschliche Organismus in ein Ungleichgewicht.

Während Impfungen ein wichtiges Mittel sind, um gefährlichen Krankheiten vorzubeugen, erweisen sie sich als wahrer Fluch im Zusammenhang mit den aufkommenden Autoimmunkrankheiten, da sie das informelle Immunsystem des Körpers durcheinanderbringen. Hier muss ein behutsamer Übergang gefunden werden, um den neuen Herausforderungen zu begegnen. Es hat keinen Sinn, auf die bewährten Technologien einfach zu verzichten. Eine Synergie ist nötig, die das heutige Wissen in einen bewussten Umgang mit den Körper- und Energiesystemen zurückführt.

Als wahre Volkskrankheit hat sich die *kalte Depression*[7] entwickelt. Es ist eine Störung im Unterbewusstsein, die sich dadurch bemerkbar macht, dass man nicht in der Wirklichkeit lebt, sondern Bilder aus der Vergangenheit mit sich herumschleppt, die den Realitätssinn trüben. Das Resultat ist, dass das eigene Potential unterdrückt wird und man sich für nichts verantwortlich fühlt.

Die meisten Menschen entwickeln eine kalte Depression ab dem Alter von 36, manche fangen aber schon mit 27 oder sogar mit 11 an. Intelligenz hilft nicht, da die Betroffenen gegen ihr eigenes Bewusstsein ankämpfen müssten.

Da die meisten nicht merken, dass sie ein Problem haben, denken sie auch nicht über Lösungsmöglichkeiten nach. Sie erkennen nicht, dass viele Süchte und körperliche Einschränkungen wie Rückenschmerzen und Knieprobleme mit einer Kalten Depression zusammenhängen können. Selbstablehnung, Minderwertigkeitsgefühle und mangelndes Verantwortungsbewusstsein sind die psychischen Probleme, die auf eine Kalte Depression hindeuten.

Die Lösung klingt einfach: Finde heraus, wofür du kämpfen willst.

Dafür ist es notwendig, das Unterbewusstsein zu reinigen und die Gedanken zu kontrollieren. Wenn die Gedanken nicht kontrolliert werden, verwandeln sie sich in Emotionen und Leidenschaften und folgen den eingebrannten Mustern der Vergangenheit. Dann ist keine Entwicklung möglich. Ein Weg, die Gedanken zu kontrollieren, ist die Kontrolle des Atems. Dies ist zum Beispiel mit Kundalini-Yoga-Meditationen möglich, sollte aber bei psychischen oder körperlichen Problemen nur unter Anleitung eines Yogalehrers und nach Absprache mit einem Arzt praktiziert werden.

Krankheiten durch Selbstablehnung

Starke Selbstablehnung führt zu einer Vielzahl von Krankheiten und Problemen:

- Süchte als Kompensation;
- unkontrolliertes Verhalten durch Probleme mit der Leber (Die Leber hält den Körper und die Seele zusammen, sie ist die Brücke zwischen dem spirituellen und dem stofflichen Körper.);
- Probleme mit der Haut (Kontakt nach außen: »Du machst dich hässlich.«);
- Probleme mit den Zähnen (Die Zähne opfern sich. Obwohl sie das härteste Material im Körper sind, sind sie die ersten die Selbstmord begehen. Du bist nicht in der Lage zuzubeißen, hast Angst, der Welt dein Selbst entgegenzusetzten.);
- Schönheitsoperationen, die nicht aus medizinischen Gründen durchgeführt werden, entfremden den natürlichen Bezug zum Körper;
- Angst, sich zu zeigen, wie man ist. Das kann sich verschieden äußern: Angst sich nackt zu zeigen, Scham, den eigenen Körper zu zeigen oder über Probleme zu sprechen (Schweigsamkeit);
- Blutdruckprobleme (innerer Druck);

- Probleme mit dem Herzen (Im Herzmuskel werden unverarbeitete Erinnerungen gespeichert.);
- Stolz: Durch das Ablehnen der wirklichen Identität (nicht akzeptieren können, wie man ist) fängt der Mensch an, sich falsche Möglichkeiten aufzubauen, um sich selbst aufzuwerten. Die Wirklichkeit wird verzerrt. Der Mensch beginnt, sich übertrieben mit Gegebenheiten zu produzieren. »Ich bin stolz ein/e Deutsche/r zu sein« oder »Ich bin stolz auf mein Haus, mein Grundstück, meinen Reichtum, meine Position, meine Stellung, meinen Körper« und dergleichen mehr.

Der Stolz überspielt und überdeckt den Selbsthass und lenkt den Menschen von seinen eigentlichen Problemen ab.

Der Wert des Selbst

Das »Gesetzt der Drei« ist eine Spiegelung der Realität, die in vielen Kulturen erkannt worden ist. Sie hat ihre Entsprechung in den Personalpronomina: ich, du und es. In der christlichen Mystik sind dies der Sohn, der Vater und der heilige Geist. Yoga ist ein Weg, um das dreiteilige Selbst in sich zu erkennen. Das Selbst kann man ebenfalls in Ebenen aufteilen, um den eigenen Wert besser zu verstehen. Diese existieren parallel und ergänzen sich.

Die erste Ebene ist das *Ik Ong Kār* (*Gurmukhi* = Schöpfer und Schöpfung sind eins). Du bist eins mit Gott. Zwischen euch gibt es keine Trennung. Der höchste mögliche Wert ist deine Identität. Du stehst an der Spitze. Du trägst für alles die Verantwortung.

Die zweite Ebene ist: Gott hat dich erschaffen. Alles liegt in seiner Hand. Du kannst seine Gnade empfangen oder auch nicht, darauf hast du keinen Einfluss. Dir bleibt nur die Demut und das Hinnehmen dessen, was kommt. Du hast keine Verantwortung und kannst alles abgeben.

Die dritte Ebene ist: Gott ist in allen Dingen und Formen gleichermaßen. Er durchströmt die Welt. Es gibt kein Richtig und kein Falsch, kein Besser oder Schlechter. Du selber bestehst aus einer Vielzahl von Dingen, die alle gleichwertig sind. Jedes Gefühl und jede Erinnerung ist göttlich. Dieser Teil des Selbst schließt sich im anderen zu neuen Verbindungen zusammen. Alles ist kompatibel. Nichts ragt heraus.

Die Erinnerungen und Erlebnisse, die den Menschen ihren Selbstwert genommen haben, können also aus drei Blickwinkeln betrachtet werden:

1. Du trägst die Verantwortung.
2. Du trägst keine Verantwortung.
3. Es ist gut so, wie es gekommen ist. Der größte Schmerz kann sich in die größte Freude verwandeln. Je tiefer man sinkt, desto höher kann man steigen. Es gibt keinen Grund, sich zu ärgern oder darüber deprimiert zu sein. Alles hat seinen Sinn und Zweck. Wenn der Mensch mit seinen Erlebnissen und den beteiligten Menschen innerlich Frieden schließen kann, steht der Heilung nichts mehr im Wege.

Setzte dich in Meditationshaltung und nimm Kontakt auf zu deiner schmerzhaftesten Erinnerung. Mache vorher am besten das **Yogaset, um innere Wut loszulassen**. Dann gehe in diese Erinnerung hinein und verzeihe dir selbst und allen anderen. Wenn du sehr stark mit innerer Wut zu kämpfen hast, dann mache dies vierzig Tage.

Bewusstseinstechniken der Zukunft

Glaubst du manchmal nicht an dich und an deine Fähigkeiten? Hast du das Gefühl, niemals gut genug zu sein? Machst du dich kleiner, als du bist, und glaubst du, es nicht wert zu sein, geliebt zu werden, Dinge zu bekommen oder »mit dabei« zu sein?

Dann unterdrückst du dich selbst und negierst deine eigenen Wünsche. Die Beziehung zu deinem Selbst ist von Unterdrückung geprägt. Diese Unterdrückung steht im Zusammenhang mit dem »Immer-unter-Druck-Stehen«. Der Druck, den du dir selbst machst, führt dazu, niemals richtig entspannt sein zu können. Ein Mensch, der sich selbst nicht vollkommen akzeptiert, kann sich selbst nicht annehmen und sich selbst nicht verzeihen. Wenn du dir selbst nicht verzeihen kannst, kannst du auch anderen nicht verzeihen. Dann ist keine Heilung möglich.

Die Selbstablehnung bewirkt eine ewige Suche nach Anerkennung im Außen. Du bist bereit, alles Mögliche und Unmögliche zu tun, nur um Anerkennung zu bekommen. Wärst du in der Lage, dich selbst zu lieben, dich anzunehmen, wie du bist, würdest du unendlich viel Freiheit bekommen und den Weg zum Glücklichsein finden können.

Es gibt Techniken, um die Fähigkeit der Selbstliebe zu erlernen. Die Techniken, die das Leben positiv prägen können, sind alt. Sie kamen durch große Anstrengungen bis hierher, in unsere Zeit. Sie stehen uns heute zur Verfügung, weil zahlreiche Menschen dafür gelitten haben. Sie haben die Technik durch die Zeit getragen, viele haben dafür große Opfer gebracht, ohne dafür etwas zu erwarten.

Die Lehre ist in der Welt, und sie ist frei zugänglich. Der Weg ist offen. Jeder kann ihn gehen. Manchen wird schwindelig auf dem Weg zum Selbst, da sie mit ihren eigenen Zweifeln und Ängsten konfrontiert werden. Einige kehren wieder um. Diejenigen aber, die dranbleiben, werden die untengenannten Technologien zu ihrem Ziel führen, jeden zu seinem kleinen und großen Ziel, was immer das auch sein mag.

Erfolg ist kein Zufall. Erfolg ist ein Potential, das jedem Menschen offensteht. Mancher muss hart arbeiten, um das Potential aktivieren zu können. Anderen fällt es in den Schoß oder wird es in die Wiege gelegt. Aber jeder kann es greifen. Erfolg ist erfassbar, messbar, bestimmbar, erlernbar und von jedem Menschen zu verwirklichen.

Die Präzision, mit der im Kundalini-Yoga Probleme gelöst werden können, ist einzigartig. Ausgehend von der Grundtechnik der **Yoga-Kriyas** (Übungsreihen) gibt es die Kunst der Resonanz mit Hilfe des Meditativen Geistes, die **Sat Nam Rasayan** genannt wird. Weitere Spielarten aus dieser Tradition sind die **yogische Numerologie,** die das Gerüst darstellt, nach dem die Übungsreihen aufgestellt sind, und das **System der Selbstwahrnehmung.** Dieses System ist ein Schlüssel für das Verständnis des individuellen Veränderungsprozesses, der durch die Praxis von Kundalini-Yoga ausgelöst wird. Das Yoga wirkt dabei wie ein Verstärker für Wandlungen, die für den einzelnen anstehen – ausgehend von der eigenen Lebensphase oder dem eigenen

Lebenspotential. Viele weichen den Herausforderungen aus, ohne sich dessen bewusst zu sein. Dadurch wird viel Vitalität, Freude und Glück, die dem einzelnen zur Verfügung stehen, nicht abgerufen.

Praktische Übung dazu: 7. Meditation, um den Prozess zwischen Lehrern und Schülern zu verstehen

Kundalini-Yoga

Der Weg des Yoga wurde vor zahllosen Generationen für die moderne Zeit als Vermächtnis hinterlassen, um den eigenen Körper, die Emotionen, mentalen Muster und geistigen Kräfte bestmöglich in Einklang mit dem höheren Selbst zu bringen. Dadurch wird ein Bewusstsein der Einheit erzeugt, das Handlungen im eigenen Sinne und im Sinne des Ganzen miteinander verbindet.

Genau für die jetzige herausfordernde, transformierende Zeit hat Yogi Bhajan die bisher geheimgehaltene Kunst und Technologie des Kundalini-Yoga den Menschen im Westen offenbart. Er hat uns damit ein Werkzeug an die Hand gegeben, mit dem wir in der Lage sind, unsere alten Muster zu durchbrechen. Unsere Fähigkeiten und Potentiale können damit ausgeweitet und gestärkt werden. Eine erhöhte Sensibilität kann sich entwickeln, mit einem kraftvollen, stabilen Inneren und einer tiefen Verbindung mit der sich verändernden Welt.

Genau für die jetzige herausfordernde, transformierende Zeit hat Yogi Bhajan die bisher geheimgehaltene Kunst und Technologie des Kundalini-Yoga den Menschen im Westen offenbart.

Speziell das Kundalini-Yoga ist dafür bekannt, dass es aufgrund seiner Durchdringungs- und Reinigungskraft sehr schnell und effektiv an körperlichen, mentalen und emotionalen Zuständen des Menschen arbeiten kann. Je nach den Bedürfnissen unserer heutigen Zeit und Gesellschaft werden relativ schnell ausgleichende, fördernde oder erweiterte Bewusstseinszustände erzielt. Damit unterscheidet es sich in Bezug auf Kraft, Effektivität und Zeitfaktor von allen anderen bekannten Traditionen des gängigen Hatha-Yoga.

Im Hatha-Yoga ist das Ziel des Yogis, sein Bewusstsein klar, rein, tief und friedvoll zu entwickeln und es in dieser Ruhe und in diesem Frieden zu halten. Kundalini-Yoga geht darüber hinaus und regt an, diese Erfahrung aktiv zur Entwicklung des Menschen in der Gesellschaft in einem kraftvollen, dynamischen, stark reinigenden Gemeinschaftsprozess im Kollektivbewusstsein fort- und weiterzuentwickeln.

Kundalini-Yoga soll idealerweise möglichst allen Menschen ein Werkzeug und eine Technologie sein. Es geht um die Entwicklung eines starken Nervengerüsts sowie eines vertieften und erweiterten Bewusstseins für den nun anstehenden und die noch kommenden Prozesse des Wandels in unserem gesellschaftlichen System und dem fortschreitenden Anstieg des Energieniveaus.

Heilen mit dem projektiven Geist: Sat Nam Rasayan

So viel Bewusstsein und Lebenskraft benötigt einen starken Fokus, damit sie nicht ins Negative umschlägt. Sat Nam Rasayan ist eine dafür passende Heilungstechnik, die über Schwingungsanalyse und Resonanz zu effizienten Ergebnissen führt.

Es ist darüber hinaus eine Technik, um die Welt so zu erkennen, wie sie ist. Durch die regelmäßige Praxis lernt der Übende, Illusion von echtem Wissen zu scheiden und sich selber der Manipulation von außen zu entziehen.

Schicht um Schicht werden die Muster und Glaubenssysteme als solche durchschaut und bei Bedarf auch abgelegt. Dabei erhält der Übende immer die volle Kontrolle und Entscheidungskraft über seine Handlungen und seine Lernfortschritte. Sat Nam Rasayan erzeugt keine besseren Menschen im Sinne einer universellen Ethik. Der Charakter des Übenden verändert sich nicht. Die Person ist immer als Person erkennbar, sie wird nicht geformt, angepasst oder in irgendeine Ecke gedrängt. Was aber in einem aufregenden Maße steigt, ist die eigene Souveränität. Durch die Erkenntnis über die Wirkung von sich selber und anderen wird die eigene Wahrnehmung aus dem gängigen Wahrnehmungsstrom ausgekoppelt. Das eigene Handeln verändert sich dadurch nicht zwingend – aber es bekommt doch ein weitaus größeres Gewicht.

Diese Bewusstheit, die sich durch die Praxis von Sat Nam Rasayan einstellt, bezieht sich nicht nur auf äußere, sondern auch auf innere Vorgänge. Krankheiten werden zumeist schon im Vorfeld erkannt – was allerdings nicht bedeutet, dass sie sich vermeiden lassen. Gefährliche Situationen werfen ihre Schatten voraus und können dadurch entschärft werden.

Psychische Muster, die eine Belastung darstellen, werden unmittelbar erkannt, während sie ihre Wirkung entfalten – was nicht bedeutet, dass sie sich einfach ablegen lassen.

Alles dies erweitert die eigene Handlungsmöglichkeit in ungekanntem Maße und bleibt doch in der Hand des jeweiligen Individuums entweder ein angenehmes Mittel der Bewusstseinserweiterung oder ein machtvolles Mittel für die Änderung des eigenen Verhaltens.

Sat Nam Rasayan ist eine Technologie, die mit dem Fluss der Nullpunkt-Energie (shuniya) des Anwenders arbeitet und andere heilen kann. Einen solchen Fluss benötigen auch Gruppen und Gesellschaften von Zeit zu Zeit, um sich zu reinigen und weiterzuentwickeln.

Hierfür sollten Gruppenstrukturen gefördert werden, die sich regelmäßig auf die Bedürfnisse der Gesellschaft einstimmen und diese mit der Nullpunkt-Energie in Verbindung bringen. Ziel ist es, das Bewusstsein des Schöpfungsstrahles in mechanische Strukturen hineinzuführen und dort präsent und erfahrbar zu machen.

Eine derartige Mechanik wäre ein beständiger Motor des Fortschritts im Sinne der Evolution des Bewusstseins.

Yogische Numerologie

Der Mensch ist ein reichhaltiges Wesen. Es ist nicht möglich, sich diesem Reichtum auf eine rein rationale Weise anzunähern, weil dabei nur eine einzelne Facette berücksichtigt würde. Die rationale Ebene ist nicht wichtiger oder unwichtiger als andere, aber sie ist eben nur eine von fünf möglichen Ebenen, die den Elementen Erde, Wasser, Feuer, Luft und Äther und den Zahlenpaaren 1 und 9, 2 und 8, 3 und 7, 4 und 6 sowie 5 und 10 zugeordnet werden können. Der rational strukturierende Aspekt kann dem Element Feuer und dem Zahlenpaar 3 und 7 zugeordnet werden.

Diese Einteilung in Zahlen mag einigen fremdartig vorkommen, aber Zahlen sind eine gute Möglichkeit, die Zusammenhänge in der Welt verständlicher zu machen. Zahlen spielen beim Yoga vordergründig keine Rolle, aber sie können die Struktur beschreiben, die der Wirkung der einzelnen Übungen und Übungsreihen zugrunde liegt. So wird die 3 – übrigens genauso wie in der klassischen chinesischen Energiemedizin – mit dem Dünndarm in Verbindung gebracht und die 7 mit dem Herzen. Die physiologische Aufgabe des Dünndarms ist das Analysieren und Aussondern der aufgenommenen Nahrung – womit wir wieder bei der Aufgabe des rationalen Geistes sind. Verständnis- und Orientierungslosigkeit können Schwierigkeiten im Darmbereich auslösen. Durchfall kann sowohl körperlich als auch geistig eine Reaktion auf Überforderung sein. Das Herz wiederum ist das einzige Organ, das ein eigenes Nervensystem besitzt und deshalb ohne die Steuerung des Gehirns seine Aufgaben erledigt. Das gibt ihm vielleicht die Illusion, unabhängig zu sein, genauso wie es uns unser rationaler Geist oft weismachen will. In Wirklichkeit kann das Herz ohne die restlichen Organe nicht existieren, genauso wie unser rationales Selbst auf die Unterstützung unserer Seele (1 und 9), unserer Instinkte (2 und 8), unserer Intuition (4 und 6) und den Kontakt zwischen allen vier (5 und10) angewiesen ist.

Das Herz ist gleichzeitig der Ort, an dem Erinnerungen und damit verbundene Gefühle gespeichert sind. Schöne Erinnerungen lassen einen leicht ums Herz werden, belastende Erinnerungen erzeugen einen Druck im Brustbereich. Unser rationaler Geist kann in seiner Bewertung auch nur auf vergangene Erfahrungen zurückgreifen. Alle unsere Verhaltensweisen und Zukunftsvorstellungen bleiben auf eine Wiederholung der Vergangenheit beschränkt, wenn wir nur diese eine Ebene unseres Selbst zulassen.

Mit Yogaübungen können wir an den entsprechenden Körperteilen arbeiten und dadurch eine Veränderung und Verbesserung im seelischen Bereich bewirken. Dies geschieht über Übungen, die die Organe direkt stimulieren, und über Übungen, die sie indirekt ansprechen – zum Beispiel über die den Organen zugeordneten Testmuskeln (für das Herz wäre das der Unterschulterblattmuskel), Meridiane (feinstoffliche Energiekanäle) und innere Drüsen. Die Kombination der einzelnen körperlichen und seelischen Ebenen, die mit Hilfe der angewandten Numerologie verständlicher werden können, erklärt die oft verblüffende Wirkung der Yoga-Übungsreihen, wie sie beim Kundalini-Yoga praktiziert werden.

Eine der vier möglichen numerologischen Reisen beginnt beim rationalen Selbst und geht dann weiter zur Seele, zur Intuition, zu den Instinkten und endet schließlich am gemeinsamen Schnittpunkt der einzelnen Ebenen. Wir werden diese Reise jetzt etwas ausführlicher verfolgen und die jeweiligen Organe benennen, die durch Yogaübungen angesprochen werden können. Wenn wir beim Dünndarm und Herzen beginnen, dann steht am Anfang die Vorstellung (3), die wir uns von einer Sache machen, und die Vision (7), die wir damit verbinden. Dem folgt die Suche nach unseren Möglichkeiten und Ressourcen. Wir erkunden unseren eigenen tieferen Ursprung (1 = Magen) und unseren kollektiven Ursprung (9 = Milz, Knochen). Dieser Kontakt zu unseren Wurzeln ist notwendig, um uns nicht in idealistischen Träumereien zu verstricken. Danach fangen wir an zu erkennen, welche Konsequenzen unsere Handlung haben kann und wofür wir Verantwortung (4 = Dickdarm) übernehmen müssen. Das konfrontiert uns mit unseren Ängsten und unserer Unsicherheit (6 = Lungen). Dadurch erkennen wir, wo wir gerade im Leben stehen. Unsere wirklichen Bedürfnisse (2 = Blase) kommen ans Licht. Wir werden ausgebremst und verlieren unsere Vision vielleicht völlig aus den Augen. Um unsere Bedürfnisse befriedigen zu können, nehmen wir Kontakt auf mit unserer eigenen ursprünglichen Energie (8 = Nieren). Unsere Vorstellung und Vision, mit der wir die Reise begonnen haben, ist nun gereinigt von allem Ballast. Egal, ob wir sie vollständig oder überhaupt nicht umgesetzt haben (10 = Galle), wir sind auf jeden Fall um eine Erkenntnis (5 = Leber) reicher.

Yoga wirkt auch ohne diese Kenntnisse über Zahlen. Numerologie ist nur ein Hilfsmittel, das unseren rationalen Geist damit konfrontiert, dass es mehr gibt, als wir normalerweise sehen oder wahrnehmen können.

Das System der Selbstwahrnehmung (Self Sensory System)

Befriedigung durch Selbstwahrnehmung – dies ist das Ziel. Durch Selbsterkenntnis kommt der Mensch in einen Zustand der Unabhängigkeit und Zufriedenheit aus sich selbst heraus. Dieser Zustand gewährleistet ein erfolgreiches Leben auch in schwierigen Zeiten.

Das von Yogi Bhajan im Jahr 2000 beschriebene System der Selbstwahrnehmung (Self Sensory System[5]) etabliert einen beständigen Zugang zu sich selbst und ist damit eine mögliche Voraussetzung, um sich in selbständigen Gruppen zusammenzuschließen.

Der Zusammenschluss in Gruppen ist notwendig, um in Zeiten von Unsicherheit und Krisen handlungsfähig zu bleiben und persönlichen Schaden abwenden zu können.

Gruppenfähigkeit beziehungsweise Gruppenbewusstsein ersetzt nach und nach die Führerschaft von Einzelpersonen. Dies ist eine Eigenschaft des Informationszeitalters.

Innerhalb der Nervenimpulse in unserem Körpersystem kann die Welt als Ganzes abgebildet werden. Dies gibt den Menschen die Kapazität, die Vorgänge sowohl in seiner Umgebung als auch im Universum als Ganzem zu durchschauen und einzuordnen. Allerdings reicht die Lebenszeit eines Menschen in der Regel nicht aus, um diese Einsortierung zu einem Abschluss zu bringen. Außerdem wird die Wahrnehmung beständig durch feste Glaubenssysteme vorgefiltert.

Deshalb ist die sinnvolle Organisation der Verarbeitung der vorhandenen Eindrücke notwendig. Wichtiges muss von Unwichtigem geschieden werden. Zusammenhänge müssen erkennbar sein, ohne sich in Einzelheiten zu verzetteln. Die eigene Phantasie und Einbildungskraft muss von realen Eindrücken unterschieden werden. Dies wird mit Hilfe des Shuniya-(Nullpunkt)-Zustands erreicht.

Wenn die Wahrnehmungsfähigkeit steigt (Bewusstseinserweiterung), tritt ein Selbstverstärkungseffekt des Egos auf. Die Identifikation mit sich selber bläht sich wie eine Blase auf und verhindert die weitere Entwicklung des Nervensystems. Dessen Entwicklung ist aber nötig, um das gewonnene Bewusstsein im Alltag integrieren zu können.

Mit Hilfe des Systems der Selbstwahrnehmung wird dieses Problem umgangen. Die Identifikation mit sich selber wird bewusst abgestellt. Stattdessen wird die eigene Wahrnehmung auf das Wesentliche reduziert. Das Wesentliche, das ist das, was wirklich existiert, also alles minus der Vorstellungen davon, was sein könnte. Yogi Bhajan sagt dazu: »Die Frage ist nicht *Sein oder Nicht-Sein* sondern *Sein, um zu sein.*«[5] Dies ist ein evolutionärer Schritt im Entwicklungsspektrum der eigenen Selbstwahrnehmung. Die eigene Projektionsfähigkeit wird an die Zügel eines meditativen Bewusstseins gelegt, das traditionell als der Zustand von Shuniya = Null bezeichnet wird. Nur ohne Willen und ohne Intervention entfaltet sich die Wahrnehmung auf eine unverfälschte Weise. In der inneren Haltung von Shuniya kann das Nervensystem in einer Weise wachsen, die für eine synchrone Wahrnehmung der Realität nötig ist.

Selbstwert durch Gemeinschaftsbildung

Die Zeitenwende zum Informationszeitalter beinhaltet eine starke Individualisierung der Gesellschaft. Es fällt schwer, sich dauerhaft auf eine Gruppe oder eine Beziehung einzulassen. Es ist nicht leicht, unterschiedliche Meinungen und Ansprüche unter einen Hut zu bekommen. Es fällt viel leichter, Verbindlichkeiten loszulassen, Kontakte abzubrechen und eigene Wege zu gehen. Problematisch ist die in unserer Zeit typische Gleichgültigkeit anderen gegenüber und die idealistische, aber gefühllose Machtorientierung. Handeln lässt sich nur noch rational und nicht mehr ideell oder emotional begründen. Loyalität hat keine Kraft mehr. Sie wird durch Vereinbarungen ersetzt. Dadurch kommen alte Hierarchien ins Wanken. Klare gesellschaftliche Strukturen und Besitzstände fallen weg, soziale Bindungen werden brüchig.

Gleichzeitig bleibt keine Wahl, sich mit anderen zusammenzuschließen und im Kontakt zu bleiben. Wer gruppenfähig ist, gewinnt grundsätzlich die Auseinandersetzungen mit Einzelkämpfern. Egoisten haben keinerlei Basis außerhalb von sich selber. Konkurrenz erzeugt keine Energie, sondern beschleunigt den Verfall. Kooperation ist auf allen Ebenen des menschlichen Lebens schlicht notwendig. Wo sie scheitert, beginnt die Zerstörung. Deshalb ist das Bewusstsein des einzelnen so wichtig. Jeder muss selber erkennen, dass sich Kooperation lohnt. Nur dann ist Kooperation möglich. Dies bezieht das eigene nähere Umfeld genauso mit ein wie die Gesamtheit der Menschheit.

Soziales Verhalten muss im Kooperationszeitalter neu bewertet werden. Neue Formen der Auseinandersetzung und neue Formen des Austausches von Informationen sind nötig, um den sozialen Veränderungen gerecht zu werden. Erfahrungen benötigen ein größeres gesellschaftliches Gewicht. Bisher zurückgehaltene Informationen sollten aufgearbeitet und frei zugänglich sein. Besitz sollte flexibler werden und sich am Energieniveau des zugehörigen Individuums oder des Umfelds orientieren.

Diese neuen Strukturen müssen das Wissen über den Energiefluss in Gruppen genauso beinhalten wie das stete prozesshafte Wachstum des Bewusstseins des einzelnen. Dafür ist ein permanenter Informationsaustausch notwendig, der idealerweise alle Informationen mit einbezieht, die den Menschen weltweit zur Verfügung stehen. Die modernen Kommunikationsstrukturen, die sich im Internet bündeln, sind notwendig für die Bildung einer globalen Gemeinschaft.

Formen der Gemeinschaftsbildung

Die Zivilgesellschaft

Im sogenannten »Dritten Sektor« – neben Markt und Staat – existiert die Zivilgesellschaft. Sie ist in Vereinen oder losen Gruppen und Netzwerken organisiert. Herausragendes Merkmal ist die Praxis einer kooperativen Demokratie. Kooperation ist nötig, um die Bindung an die Gruppenstrukturen aufrechtzuerhalten. Demokratie ist Ausdruck der gemeinsamen Schaffenskraft von Menschen. Sie wird an die Bedingungen der jeweils nötigen gesellschaftlichen Strukturen angepasst. Im Gegensatz zum Markt und Staat kann sich der einzelne entscheiden, ob er die Struktur weiter mittragen will. Ohne Kooperation zerfällt die Zivilgesellschaft und wird durch totalitäre staatliche Strukturen ersetzt.

GbR

Die Gesellschaft bürgerlichen Rechts ist ein Beispiel für eine an Markt und Gewinn orientierte Organisationsform. Hier spielen marktwirtschaftliche Mechanismen eine Rolle, die sich oftmals nicht an einem natürlichen Gruppenprozess orientieren. Die GbR ist eine Gemeinschaftsstruktur im Sinne der Abgrenzung zu anderen. Im Zeitalter der Kooperation werden sich andere marktwirtschaftliche Strukturen durchsetzen, die den Verhältnissen besser gerecht werden, zum Beispiel Beteiligungsgesellschaften mit niedrigschwelligen Einstiegsmöglichkeiten.

Der Individualisierungsdruck der Konkurrenz-GbR macht es den Menschen zusätzlich schwer, gemeinschaftlich Geld zu verdienen. Hier sind politische Korrekturen nötig, um die Bildung von mehr am Gemeinwohl ausgerichteten Gemeinschaften zu fördern.

Gemeinschaftliche Wohn- und Arbeitsprojekte

In Deutschland gibt es eine Reihe von Wohn- und Lebensgemeinschaften, die sich selber als solche bezeichnen. Darüber hinaus gibt es zahllose Projekte des gemeinschaftlichen Lebens. Entgegen landläufiger Meinung gibt es in den Dörfern viele Mehrgenerationenhäuser, wo Kinder zusammen mit den Eltern oder auch Großeltern wohnen. Außerdem haben sich einige junge Familien zusammengeschlossen und gemeinsam ein Haus gebaut, nicht zuletzt, um sich beim Großwerden der Kinder gegenseitig zu unterstützen.

Das gemeinsame Leben erfordert viel Energie. Klärungsprozesse können sehr langwierig sein und immer wieder Ausbrüche aus der Gemeinschaft zur Folge haben. Bis die Synergie stimmt, können Jahre vergehen. Trotzdem lohnt es sich, den Versuch zu machen. Die Beschleunigung im persönlichen Wachstum ist der Lohn. Menschen aus Gemeinschaftsprojekten ist ihre Sozialkompetenz anzumerken. Ihre Kinder sind überdurchschnittlich erfolgreich und bereichern die Gesellschaft im besonderen Maße. Sie sondern sich nicht ab, sondern wählen eher konventionelle Lebenswege, die ihren sozial-psychologischen Fähigkeiten entsprechen.

Gemeinschaften können sehr unterschiedliche Formen haben. Es gibt Netzwerke der gegenseitigen Unterstützung in einem Dorf oder einem Hausblock in der Stadt. Es gibt Höfe, in denen Familien ohne Gemeinschaftsräume miteinander leben und kooperieren. Es gibt Wohngemeinschaften mit gemeinsamer Küche, Bad und Arbeitsräumen. Es gibt große Zusammenhänge mit vielen Dutzenden oder (selten) Hunderten von Menschen.

Bolo'Bolo – viele Einheiten innerhalb der großen Einheit

In den 1980er Jahren entwickelte der Schweizer Autor Hans Widmer (P.M.) eine Utopie, die bei vielen Menschen immer noch eine große Faszination auslöst. Gemeint ist das Bolo'Bolo.

Hier schließt sich jeder Mensch mit etwa 500 anderen Gleichgesinnten zu einem Bolo zusammen. Das Bolo ist seine grundlegende Übereinkunft mit andern Menschen, ein direkter, persönlicher Lebenszusammenhang. Das Bolo ersetzt die alte Übereinkunft, die wir Geld nennen. Im Bolo und darum herum erhalten die Menschen ihre täglichen 2000 Kalorien, Unterkunft, medizinische Betreuung, alles, was zum Überleben nötig ist und noch viel mehr. Kein Mensch kann aus seinem Bolo vertrieben werden. Hingegen darf er selbst sein Bolo jederzeit verlassen und wieder dorthin zurückkehren. Das Bolo ist das Heim des Einzelnen auf dem Raumschiff Erde.

Keiner ist verpflichtet, in einem Bolo zu wohnen. Er kann ganz allein bleiben, kleinere Gruppen bilden oder besondere Abkommen mit Bolos schließen. Es genügt, wenn ein großer Teil der Menschen in Bolos leben, damit die Geldwirtschaft nicht mehr zurückkehren kann. Die fast vollständige Selbstversorgung der Bolos garantiert ihre Unabhängigkeit. Damit sind sie der Kern einer neuen Form persönlichen, direkten gesellschaftlichen Austauschs. Die Bolos sind notwendig, weil sonst die Geldwirtschaft von selbst wieder entsteht.

Ein Bolo besteht aus seinen Wohn- und Werkstattgebäuden und aus einem landwirtschaftlichen Grundstück, die zusammen seine Selbstversorgung garantieren. Die landwirtschaftliche Basis kann auch aus

Weiden, Almen, Fischgewässern, Jagdgründen, Palmenhainen, Algenkulturen, Sammelgebieten und anderem bestehen, je nach geographischen Bedingungen. Das Bolo ist weitgehend selbständig, was die Versorgung mit Gütern des täglichen Bedarfs, vor allem mit Lebensmitteln, betrifft. Es kann auch seine Gebäude und Maschinen selber unterhalten und reparieren. Damit es Gastfreundschaft gewährleisten kann, muss es imstande sein, zusätzlich dreißig bis fünfzig Gäste oder Durchreisende mitzuversorgen.

Selbstversorgung bedeutet keineswegs Isolation oder Verzicht. Die Bolos sind im Gegenteil Zentren vielfältiger Beziehungen nach außen. Sie schließen Tauschabkommen mit andern Bolos ab und gelangen dadurch zu einem größeren Reichtum an Lebensmitteln oder Dienstleistungen. Diese Zusammenarbeit kann bi- oder multilateral sein und wird nicht durch eine zentrale Organisation geplant. Die Bolos können, gerade, weil sie selbständig sind, frei wählen, ob sie mehr oder weniger autark oder kooperativ sein wollen. Entscheidend ist dabei ihr Lebensstil.

Die Größe von Bolos und die Zahl ihrer Mitglieder können überall auf der Welt etwa gleich sein. Seine Grundaufgaben und Verpflichtungen sind überall die gleichen. Aber ihre territorialen, architektonischen, organisatorischen, kulturellen Formen sind ganz verschieden. Genauso, wie kein Mensch gleich ist, gleicht kein Bolo einem andern. Jeder Mensch und jedes Bolo kann seine eigene Identität haben (oder mehr oder weniger darauf verzichten). Bolo'Bolo ist also kein einheitliches System, sondern ein Flickenteppich kleiner Welten.

Bolos brauchen nicht im leeren Raum aufgebaut zu werden – sie sind vielmehr der neue Gebrauch vorhandener Gebäude. In größeren Städten kann ein Bolo aus einem oder zwei Häusergevierten bestehen, aus einer Nachbarschaft, aus einigen zusammenhängenden Bauten. Lauben, Arkaden, Brücken, Über- und Unterführungen können die Häuser verbinden. Das Erdgeschoss kann gemeinschaftlichen Nutzungen vorbehalten werden, Mauern können durchbrochen werden, Straßen werden aufgehoben und so weiter.

Auf dem Land ist ein Bolo ein kleines Dorf, eine Gruppe verstreuter Weiler oder Höfe oder eine Talschaft. Ein Bolo braucht architektonisch nicht zusammenhängend zu sein. Im Pazifik ist es eine größere Koralleninsel oder setzt sich aus einigen kleineren Atollen zusammen. In der Wüste ist es eine Nomadenroute ohne festen Ort: Das Bolo ist unterwegs, und alle seine Mitglieder treffen sich vielleicht nur ein- oder zweimal pro Jahr zu einem großen Fest. Auf Flüssen oder Seen können Bolos aus Wohnbooten bestehen. Im brasilianischen Dschungel entsprechen sie einem Maloka, in Sibirien einer Jäger-Kooperative. Unter stillgelegten Autobahnen kann es »Schlangen«-Bolos geben (mit Gärten auf dem »Dach«). Leere Fabrikgebäude, Schlachtschiffe, Paläste, Gefängnisse, Klöster, Höhlen, Museen, Zoos, Regierungsgebäude, Shopping-Center, Fußballstadien, Parkhäuser, Kasernen können Bolos beherbergen. Bolos können sich überall einnisten – gemeinsam haben sie nur eine ungefähre Größe und die Regeln der Gastfreundschaft.

Entspannung als Grundrecht

Der Kunstbegriff Wellness – auf Deutsch: Wohlgefühl – beschreibt das Grundbedürfnis der Menschen zum Beginn des Informationszeitalters. In einer Zeit, in der ständig und unmittelbar Anforderungen auf einen niederprasseln, sehnen wir uns nach einem Zustand der Verantwortungslosigkeit und Freiheit. Wer entspannt ist, ist glücklich. Die eigentliche Kunst ist es, im größten Trubel entspannt zu bleiben. Die Verantwortung für den einzelnen sowohl privat als auch im Berufsleben wird immer größer. Den entspannten Menschen stört das nicht. Wenn die Belastungsgrenze erreicht ist, werden die aus dem Scheitern resultierenden Unannehmlichkeiten verdaut und für die eigene Entwicklung eingesetzt.

Große Niederlagen sind bitter-süß. Sie verwandeln sich nach einiger Zeit in Siege. Widerstand – auch aussichtsloser Widerstand – gegen eine drohende Niederlage ist notwendig, um ausgleichende Kräfte freizusetzen. Wichtig ist nicht, wer oben und wer unten steht, sondern dass die Dinge in Bewegung bleiben. Festgefahrene Strukturen werden im Informationszeitalter zerstört, und das dauerhaft. Es gibt keine Sicherheiten mehr. Flexible Strukturen und Vorgänge setzen sich durch, auch wenn es in schwierigen Zeiten nicht so scheint. Das Maß an Flexibilität macht die Kraft aus, mit der sich das Blatt zum Besten wenden kann. Wenn nichts Bestand hat, ist der eigene Fokus ausreichend, um alle Ziele zu erreichen.

Es ist eine Illusion, sich mit allen anderen Menschen gutstellen zu können. Mit der Anzahl der Freunde und Unterstützer wächst auch die Anzahl der Feinde – und zwar im gleichen Maße. Anders herum bedeutet eine wachsende Anzahl von Feinden auch mehr und bessere Unterstützer. Schädlich ist lediglich die Ignoranz. Wer weder Freund noch Feind hat, sondern seinen Mitmenschen egal ist, wird überflüssig.

Niemand kann mehr auf Loyalität bauen – Unterstützung muss immer wieder neu erarbeitet werden. Die innere Struktur aller menschlichen Beziehungen ist die Vereinbarung. Nur diese haben die Aussicht auf Bestand. Loyalität schwächt den Loyalen, wenn sie mit Abhängigkeit einhergeht. Mit der Selbstermächtigung der Menschen verschwindet die Abhängigkeit und macht Platz für wahre Loyalität auf Augenhöhe.

Vertrauen ist der eigentliche Bindestoff in den neuen Zeiten. Vertrauen wirkt immer, auch wenn es ganz offensichtlich nicht erwidert wird. Selbst wenn man sicher ist, dass das Vertrauen missbraucht wird, entfaltet es trotzdem seine positive Wirkung und sorgt für eine Erfahrung der Ent-Täuschung, die auch dann nötig ist, wenn bereits vorher klar ist, dass man enttäuscht wird. Die höchste Form von Vertrauen ist sicherlich das Selbstvertrauen, welches die Grundlage für das eigene produktive Handeln ist.

Hemmungen, Zweifel, Zurückhaltung? Äußere Grenzen lösen sich nach und nach auf. Über die eigene Moral und Ethik entscheidet jeder selbst. Alles, was gemacht werden kann, wird auch von jemandem gemacht werden. Es gibt kein Halten mehr im Außen, nur noch im Innen. Die Menschheit muss sich auf das Schlimmste gefasst machen, aber auch das Schlimmste trägt ein positives Entwicklungspotential in sich.

Entspannte Menschen lassen die Realität für sich arbeiten. Alles fügt sich von alleine. Es ist nicht nötig, sich zu beeilen. Es ist nötig, die

Realität zu erkennen und den richtigen Zeitpunkt abzuwarten, aber das ist auch schon fast alles, was der Mensch benötigt, um entspannt zu bleiben. Und vielleicht noch die tägliche Yoga-Kriya, damit das Unterbewusstsein nicht gegen einen arbeitet.

Praktische Übung dazu: 8. Yogareihe, um innere Wut aufzulösen

4 Der innere sichere Ort

Es gibt keine Sicherheiten mehr

Das ist der gegenwärtige Zeitgeist. Insofern hat es auch wenig Sinn, das eigene Leben an dem Bedürfnis nach Sicherheit auszurichten.

Diese oftmals schmerzhafte Erkenntnis kann nur derjenige für sich annehmen, der sich nicht mehr von äußeren Umständen leiten lässt, sondern eine eigene »innere Sicherheit« etabliert hat. Diese Sicherheit benötigt einen »sicheren Ort« in sich selbst. Dieser sichere Ort ist bei jedem Menschen ein anderer. Es lohnt sich, danach zu suchen.

Die äußere Sicherheit gilt als eine Voraussetzung, um die innere Sicherheit entwickeln zu können – dies gilt zumindest für Kinder. Sie benötigen einen Referenzpunkt oder ein Umfeld, das es ihnen ermöglicht, Selbstvertrauen und das Gefühl von Geborgenheit zu etablieren. Erwachsene sollten diesen Punkt in sich selber finden können. In Zeiten von Krisen ist es allerdings sehr schwierig, die eigene innere Sicherheit zu behalten. Diese Zeiten können aber auch einen Ansporn bieten, um die eigene innere Entwicklung zu beschleunigen.

In ruhigen Zeiten sollte eine ausreichende Vorarbeit geleistet werden, um sich für stürmische Zeiten zu wappnen. Die innere Sicherheit ist die einzige Möglichkeit, um schwierige Verhältnisse in Umbruchzeiten durchzustehen und in eine Ära des Wohlstands und Friedens zu überführen. Mit Hilfe von Yoga kann zunächst eine Tür zur eigenen Selbstwahrnehmung aufgetan werden. Neue Dimensionen der Selbsterkenntnis tun sich auf, die vorher nicht erkennbar waren. Nach mancher Yogastunde sind einige Teilnehmer wie berauscht von ihrer Existenz. Andere sind fasziniert und schockiert zugleich, dass sie so lange durchs Leben gegangen sind, ohne sich der Tiefe ihrer Wahrnehmungsfähigkeit bewusst zu sein.

Die neuen Erkenntnisse haben auch praktische Auswirkungen. Bisher blockierte Lebensenergie beginnt zu fließen. Das Niveau der eigenen Möglichkeiten steigt an.

Hier liegen die Quellen der inneren Sicherheit. Um sie anzuzapfen, bedarf es allerdings mehr als der Aktivierung der Lebensenergie.

In einem mehrjährigen Prozess der eigenen Entwicklung wird der Blick nach innen verfestigt, um einen dauerhaften Anker bilden zu können. Dieser feste Anker wiederum ist ein Paradoxon: Einerseits strebt der Mensch nach innerer Befreiung, andererseits gibt es das unmittelbare Bedürfnis nach einer festen Grundlage, nach einer Basis, die nicht in Frage gestellt werden kann. So wohltuend eine solche Basis auch ist, ist sie doch zugleich eine Einschränkung der eigenen Freiheit.

Die Basis ist in einer bestimmten Phase der inneren Entwicklung eine Voraussetzung, um weiter wachsen zu können. Sie existiert auf der körperlichen, mentalen und energetischen Ebene und kann auch numerologisch definiert werden.

Wie viel Unsicherheit verträgt der Mensch?

In manchen Krisensituationen ist der Zusammenbruch der eigenen Wertvorstellungen zu umfassend, um verarbeitet werden zu können. Wenn der letzte Halt verschwindet und es keinerlei Perspektive gibt, die eigenen Werte und Sicherheiten zu retten, entladen sich die animalischen Ursprungsprogramme des Menschen. Manche reagieren mit Frustration und Depressionen. Andere werden aggressiv und kämpferisch. Diese zwei sehr unterschiedlichen Verhaltensweisen dienen dazu, der eigenen Unsicherheit auszuweichen.

Unsicherheit zu ertragen, ist eine Kapazität des Nervensystems, die durch den Zustand des Energiesystems und des Körpers begrenzt wird. Mit Hilfe von Yoga und Meditation können Körperfunktionen gestärkt werden, die das Ertragen von Unsicherheit ermöglichen.

Unsicherheit zu ertragen, ist eine Kapazität des Nervensystems, die durch den Zustand des Energiesystems und des Körpers begrenzt wird. Mit Hilfe von Yoga und Meditation können Körperfunktionen gestärkt werden, die das Ertragen von Unsicherheit ermöglichen.

Wer die Unsicherheit erträgt, bleibt handlungsfähig. Auch wenn eine Situation aussichtslos erscheint, schafft es der sehr wandlungs- und anpassungsfähige Yogi in der Regel, eine Lösung zu finden. Meistens ist diese Lösung vorher nicht absehbar und daher nicht planbar. Es lohnt sich also, an der eigenen Kapazität zu arbeiten. Denn wer Krisen nicht aushalten kann, wird entweder von den äußeren Einflüssen abhängig oder instrumentalisiert.

Das Gefühl von Unsicherheit entsteht durch eine Schwäche im *ersten Chakra*. Die dazugehörenden Organe sind der Magen und die Milz beziehungsweise Bauchspeicheldrüse. Diese Organe können durch Nahrungsmittel gut unterstützt werden. Außerdem helfen Yoga-Übungsreihen für Erdung und Sicherheit, um besser mit Hilflosigkeit und Ängsten umgehen zu können, etwa die *Sat-Kriya (Übung 10)*.

Unmittelbar auf Unsicherheit reagiert der Dickdarm (der Volksmund sagt auch: Schiss haben) und sein energetisches Äquivalent, die Lungen. Wenn einem die »Luft wegbleibt«, ist die Unsicherheit zumindest vorübergehend zu stark, um sie aushalten zu können. Raucher blockieren die Lungenenergie, weil sie zu wenig Raum zum Atmen wahrnehmen.

Diese dem Element Luft zugeordneten Organe haben keine Möglichkeit, auf Unsicherheit zu reagieren. Hier helfen Meditationen, zum Beispiel Gesangsmeditationen mit unterstützenden *Mantras* weiter.

Auch die Wasserelement-Organe Nieren, Blase und die Geschlechtsorgane reagieren auf Unsicherheit sehr empfindlich. Auf der anderen Seite wird in diesen Bereichen Unsicherheit benötigt, um optimal zu funktionieren. Dies hat viel mit unserer Fähigkeit zu tun, kreativ zu sein und uns mit anderen Menschen zu verbinden – emotional und sexuell. Eine Verbindung ist aber nur möglich, wenn die Steifheit und Festlegung nicht zu massiv ist.

Hier zeigt sich also der positive Aspekt der Unsicherheit: Offenheit und Flexibilität. Wenn diese Organe stark sind, können leichter Lösungen gefunden werden.

Praktische Übung dazu: 9. Meditation für Mutter-Kraft. Hier geht es um die Bedürfnisse nach Sicherheit, Zufriedenheit und Liebesfähigkeit.

Im Gleichgewicht sein

Aus yogischer Perspektive ist es nötig, das eigene Gleichgewicht gerade unter den schwerstmöglichen Bedingungen zu stärken. Wer sein Gleichgewicht verliert, beschleunigt das Chaos für sich selber und andere. Das innere Gleichgewicht wird unter anderem durch einen Fokus auf die eigenen inneren Werte gestärkt. Diese entwickeln sich aus den Erfahrungen des Lebens.

Direkte Erfahrungen können im Gegensatz zu den Sinneswahrnehmungen nicht manipuliert werden. Eine körperliche und mentale Erfahrung, wie es zum Beispiel beim Yoga und der Meditation ermöglicht wird, ist unschätzbar wichtig. Der Erfahrungsschatz macht das Wertgefüge des Menschen aus. Wenn dieses stark ist, ist auch die Basis stark, die für das eigene innere Gleichgewicht verantwortlich ist.

Sichtweisen, Grundvorstellungen und Gedanken sind einer permanenten inneren und äußeren Manipulation unterworfen. Die innere Manipulation ist der Spiegel der eigenen Vergangenheit. Immer dann, wenn Gefühle – zum Beispiel Ängste – unterdrückt wurden, haben sie sich als gespeichertes Muster im Unterbewusstsein abgelegt, um bei einer (un-)passenden Gelegenheit Einfluss auszuüben. Die Verstrikkung in der Vergangenheit ist die Ursache für Intoleranz. Während mancher Meditation kann dieser stete Fluss der eigenen Manipulation durchschaut und nach und nach losgelassen werden.

Äußere Manipulationen sind komplexer und nur sehr schwer zu durchschauen. Sie entfalten ihren Einfluss durch die Identifikation mit einer äußeren Struktur oder Gruppe. Dieses Zugehörigkeitsgefühl gibt Halt und Schutz, aber es ist auch eine Einschränkung der eigenen Erfahrungssubstanz. Wenn die äußeren Strukturen wanken oder zusammenbrechen, hinterlassen sie ein Trümmerfeld der Unsicherheit bei allen, die sich mit ihnen identifiziert haben. Wer nicht gelernt hat, aus sich selbst heraus stark und unabhängig zu sein, verliert das eigene Gleichgewicht und folgt den Strukturen nach, die zusammengebrochen sind.

Letztlich geht es darum, »in der Welt, aber nicht von dieser Welt« zu sein. »Wir sind keine menschlichen Wesen, die eine spirituelle Erfahrung machen, sondern spirituelle Wesen, die eine menschliche Erfahrung machen.«[8]

Menschliche Erfahrungen sind Erfahrungen von Mauern und Grenzen – aber auch Erfahrungen von der Überwindung alter, fest verankerter Grundvorstellungen, also Erfahrungen von Entgrenzung. In einzelnen Yogaübungen wird diese Erfahrung gespiegelt. Die Anstrengung in der Übung ist die Anstrengung des Lebens. Durch das Meistern einer Yogahaltung wird der eigene Wille und Charakter gestärkt.

Zum Umgang mit Angst

Eine Ursache für vielerlei Zivilisationskrankheiten und nervliche und körperliche Verspannungen ist chronische Angst. Diese Angst ist es auch, die einen Aufbruch zur eigenen Unabhängigkeit so lange hinauszögert, bis es manchmal zu spät ist.

Angst zu haben, ist nichts Ungewöhnliches und nicht schädlich. Sie ist ein grundsätzlicher Schutzmechanismus, der in Extremsituationen das Gehirn gleichschaltet und die Reflexe aktiviert. In dieser impulsiven und spontanen Form ist die Angst kein Problem, sondern oftmals eine notwendige Ergänzung im Spektrum der menschlichen Gefühle. Physiologisch ist die Angst im selben Bereich des Gehirns, in dem auch das Atemzentrum sitzt. Deshalb können Ängste mit Hilfe eines tiefen Atems kontrolliert werden. Wenn ein Mensch Angst hat, fängt er an, flach und abgehackt zu atmen. Hier ist ein bewusstes Gegensteuern möglich.

Physiologisch ist die Angst im selben Bereich des Gehirns, in dem auch das Atemzentrum sitzt. Deshalb können Ängste mit Hilfe eines tiefen Atems kontrolliert werden. Wenn ein Mensch Angst hat, fängt er an, flach und abgehackt zu atmen. Hier ist ein bewusstes Gegensteuern möglich.

Krankhaft wird Angst dann, wenn sie sich im Unterbewusstsein und damit in den Zellen des Körpers festsetzt. Dies passiert oft bereits im frühen Kindesalter durch Manipulation und Unterdrückung durch die Bezugspersonen oder durch traumatische Erlebnisse, die nicht verarbeitet wurden. Unverarbeitetes speichert sich im Körper in Form von chronischer Anspannung an. Die Körperzellen können dann nur einen eingeschränkten Teil ihrer Vitalität erbringen.

Angstfreiheit ist ein natürlicher Zustand. Eine gesunde Intuition und feste Werte können nur aus einem Zustand der Angstlosigkeit entstehen. Insofern kann es ein Ziel sein, alte Ängste, die sich im Körper festgesetzt haben, zu erkennen und zu beseitigen.

Ein erster Schritt zur Angstfreiheit ist die bewusste Wahrhaftigkeit. Wahrheit macht stark, Lügen schwächen die Seele. Neurologische Studien belegen, dass der Mensch beim Lügen fünf Mal mehr Energie im Gehirn benötigt, als wenn er die Wahrheit sagt. Lügen erzeugen im Gehirn Strukturen, die die Wahrnehmungsfähigkeit einschränken.

Es gibt vier Regionen im menschlichen Körper, in denen sich Ängste festsetzen können.

Die erste ist der Bauchbereich. Ein angespannter Bauch und Darmtrakt kann mit der Angst vor der Zukunft zusammenhängen oder mit der Angst vor der eigenen Macht. Das menschliche Kraft- und Machtzentrum liegt im Nabelbereich, im *dritten Chakra*.

Verspannungen im Brustbein und den dahinterliegenden Organen Herz und Lungen deuten dagegen auf eine Angst hin, die aus der Vergangenheit kommt. Hier können unverarbeitete Erlebnisse eine Rolle spielen.

Im Nacken-, Schulter und Halsbereich sitzt die Angst vor zu viel Verantwortung, die die Muskeln hart werden lässt.

Anspannung im Gesicht deutet auf eine Angst vor den Mitmenschen oder vor der Gegenwart hin.

Meistens ist eine Angst ein Hinweis, in welche Richtung die persönliche Entwicklung gehen sollte. Je tiefer eine Angst ist, desto mehr Entwicklungspotential liegt in der Überwindung dieser Angst. Es kann sich lohnen, auf angsthemmende Psychopharmaka zu verzichten und auf die eigenen Möglichkeiten zu vertrauen, sofern genug innere Stabilität vorhanden ist. Bewusstseinstechniken können einen dabei unterstützen. Allerdings ist es ratsam, sich professionelle Unterstützung zu holen, wenn die Basis für einen Weg in die Angstfreiheit noch nicht gelegt ist.

Aus einer spirituellen Perspektive ist Angst ein Teil von *Maya*, der Welt der Täuschung. Wer die Täuschungen der Welt durchschaut und mit sich selbst im reinen ist, kann auf der Angst reiten und dem eigenen Tod ins Auge blicken, ohne den Blick abzuwenden. Als Mensch haben wir zwei Möglichkeiten, mit der Realität umzugehen. Wir können uns ihr ausliefern, oder wir können sie formen. Um sie zu formen, ist zunächst ein Verständnis der eigenen Bestimmung nötig.

Die eigene Bestimmung sollte man sich nicht als statisch oder unverrückbar vorstellen. Menschen bringen zwar unterschiedliche Veranlagungen mit ins Leben, aber die eigenen Entscheidungen führen im Laufe der Zeit zu vielen Möglichkeiten der eigenen Entwicklung – und der Entwicklung anderer. Wenn ein Teil der Gesellschaft in eine bestimmte Richtung gehen sollte (zum Beispiel, weil sie sich in einem Zustand der Massenhysterie befindet), ist es möglich, die eigene Wahrnehmung davon zu entkoppeln. Daraus entwickeln sich parallele Realitäten. Dies ist ein Prozess, der nicht plötzlich und abrupt einsetzt, sondern sich langsam aufbaut.

Menschen sind einer Massenpsychose nur dann ausgesetzt, wenn sie Angst haben. Alle Ängste lassen sich auf eine Angst herunterbrechen: die Angst vor dem Tod. Der Umgang mit ihr ist ausschlaggebend, ob in Extremsituationen richtig oder falsch gehandelt wird.

Todesangst wird von einem erfahrenen Meditierenden weitaus besser verarbeitet als von einem Menschen ohne Meditationserfahrung. Ab einem gewissen meditativen Erfahrungsgrad ist eine Auseinandersetzung mit dem eigenen Tod obligatorisch. Die Suche nach der eigenen Bestimmung konfrontiert den Menschen mit seinem Lebensende. Wenn dieses reflektiert und nicht panisch ins Bewusstsein tritt, werden die alltäglichen Zusammenhänge des eigenen Lebens aus einem anderen Blickwinkel betrachtet. Die Lebensqualität steigt, Möglichkeiten multiplizieren sich und die Menschen werden unabhängiger von äußeren Einflüssen.

Parallele Realitäten erzeugen einen zunehmenden Druck, je weiter sie sich voneinander entfernen. Der Druck steigt auf beiden Seiten. In dieser Situation werden die Polaritäten zu Spiegeln der jeweils anderen Seite. Im Bewusstsein der Trennung erkennen sich die Menschen, so wie sie sind. Sie können nur mit äußerster Anstrengung der eigenen Realität ausweichen.

Anschließend gibt es zwei Möglichkeiten. Entweder zerfällt eine der Realitäten. Dies ist ein sehr unangenehmes Szenario. Oder es findet eine Transformation statt, in der beide Realitäten unter neuen Vorzeichen zu einer Vereinigung finden.

In schwierigen Zeiten sind die richtigen Entscheidungen von herausragender Bedeutung. Eine falsche Entscheidung kann schwerwiegende Folgen haben, auch wenn sie klein und nichtig erscheint. Die meisten falschen Entscheidungen werden aus einem Zustand der Angst heraus getroffen. Die Angst verhindert den nüchternen und weiten Blick über den Tellerrand. Sie lässt nur einen schmalen Ausschnitt der Realität zu.

Entscheidungen sollten aus dem Gefühl der inneren Stimmigkeit getroffen werden. Der beste Zeitpunkt dafür ist der frühe Morgen. Zu dieser Zeit liegt das Unterbewusstsein offen, und das innere Licht ist leichter spürbar.

Praktische Übung dazu: 10. Sat Kriya (Wahrheits-Übung)

Wohlstand und Unsicherheit

Reichtum ist nur eine mögliche Form des Wohlstandes. Weitere Formen sind die zur Verfügung stehende Zeit, Gesundheit, individuelles Glück und Möglichkeiten zum Ausdruck des eigenen kreativen Potentials. Viele versuchen Reichtum anzuhäufen, damit es ihnen in der Zukunft besser geht. Das Problem ist, dass manche für eine eingebildete Zukunft arbeiten, ohne sich um die Gegenwart zu kümmern. Anstatt Verantwortung für die realen Dinge zu übernehmen, erschaffen sie so die Probleme von morgen.

Im Bewusstsein des inneren sicheren Ortes gibt es kein Morgen und kein Gestern. Der Mensch lebt im Vertrauen auf seine eigenen Fähigkeiten und macht die Dinge, die anstehen. Die Zukunft wächst dabei aus der Gegenwart, denn die Zukunft kann nur so gut sein, wie sie in der Gegenwart erschaffen wurde.

Zur Sicherung von Wohlstand wurden globale Finanz- und Wirtschaftsstrukturen entwickelt, die keinen Bezug zur Realität haben. Finanzieller Wohlstand, der keine Erfahrungsgrundlage hat – etwa, weil er auf einem Finanzsystem beruht, das nur virtuell existiert –, kann nur von begrenzter Dauer sein. Das in seiner Höhe absurde Geldvermögen einiger weniger erzeugt einen Druck auf die Wirtschaftsströme und schadet ihnen. Das Geld kann nicht mehr »arbeiten«. Es klebt an den Händen derjenigen, die von Verlust- und Existenzängsten geplagt sind. Jeder Versuch, diese Entwicklung zu stoppen – zum Beispiel indem frisch gedrucktes Geld in die Wirtschaft gepumpt wird – ist zwecklos und verstärkt das Problem. Die Konservierung von Reichtum ist die Ursache von Finanzkrisen.

Wohlstand kann nur mit Bewusstsein erhalten werden. Künstlich erzeugter Reichtum wird erst energetisch und später ganz konkret abgeschnitten. Geld ist eine Form von Energie. Diese muss fließen, um produktiv zu sein. Gespeicherte und blockierte Energie droht zu explodieren, wenn der Druck zu groß wird. Unsicherheit und mangelndes Vertrauen in die Mitmenschen unterbricht den Fluss des Geldes. Wenn dies zu oft und in zu großem Maße geschieht, entsteht eine Systemkrise. Das Geld verliert seinen Wert. Reichtum und Einfluss fließen aus den Händen derer, die Angst haben, in die Hände derer, die innerlich unabhängiger sind und die Dinge durchschauen, wie sie sind.

Der sichere Ort

Den eigenen sicheren Ort kann man körperlich (1), energetisch (2), mental (3) oder numerologisch (4) beschreiben.

1. Der sichere Ort im Körper ist zweifellos der Nabelpunkt. Gemeint ist damit der stoffliche Mittelpunkt des Körpers, ungefähr zwei Fingerbreit unterhalb vom Nabel und dann zehn Zentimeter nach innen. Hier, im sogenannten »Hara«, ist der Sitz eines feinstofflichen Organs, das Khanda genannt wird. In ihm bildet sich das »Weiße Feuer«, das nötig ist, um die Kundalini-Energie aufzuwecken, den Nerv der Seele.

2. Vom Nabelpunkt ausgehend entsteht ein Ton, der »Sat« genannt wird – dies ist der individuelle Wahrheitston. Die eigene Realität bekommt hier einen Ausdruck, gänzlich unbeeinflusst von anderen. Um das eigene »Sat« zu hören, ist es allerdings notwendig, sich gut abgrenzen zu können, damit der eigene Ton nicht vom »Sat« anderer Menschen überlagert wird.

Der Nabelpunkt bildet das Zentrum der horizontalen Energien, die mit unserem Wirken in unserem Umfeld zusammenhängen. Es gibt aber auch noch eine vertikale Energiestruktur, die sich an der Verbindung zwischen Materie und universellem Bewusstsein orientiert. Für diese Verbindung sind zwei Punkte im Körper ganz entscheidend: das erste Chakra am Stamm zwischen den Geschlechtsorganen und dem Rektum sowie das *siebte Chakra* an der Spitze des Kopfes (*zehntes Tor*). Ein starkes erstes Chakra sichert den eigenen Bezug zur materiellen Welt. Ein starkes siebtes Chakra fördert das Bewusstsein der Einheit von allen Dingen. Beides zusammen stabilisiert die eigene Wahrnehmungsfähigkeit.

3. Ausgehend von der eigenen Wahrheit bilden sich die inneren Werte. Diese sind in der Bogenlinie gespeichert, einem energetischen Körper, der sich kreisförmig um den Kopf von Ohrläppchen zu Ohrläppchen zieht. Wenn die Bogenlinie stark ist, ist die Meinung gefestigt und die Psyche robust – allerdings manchmal auch etwas unflexibel.

Wenn die Bogenlinie schwach ist, können Depressionen auftreten. Das Leben kommt einem dann manchmal sinnlos vor – auch eine Folge des Informationszeitalters, das keine festgefügten Normen mehr kennt.

4. Die oben erwähnte Kundalini-Energie wird durch Yoga-Übungen behutsam erweckt und stärkt den Bezug zur eigenen Seele. Die Seele selber ist eher eine Richtung als ein fester Punkt. Diese Richtung ist bei jedem unterschiedlich. Elf verschiedene Wege zum eigenen sicheren Ort können beschrieben werden:

- Stabilität – Bei allem, was man tut, darauf achten, dass die Stabilität erhalten bleibt und sich weiter festigen kann.
- Bewegung – Den Dingen ihren Lauf lassen und selber im Fluss bleiben.
- Struktur geben – Vertraue in dich selbst und in deine Fähigkeit, Rahmen und Formen zu erzeugen, die das Chaos beenden.
- Neutral sein – Werte nicht, sondern erkenne und erlebe deine Wunden.
- Integration – Verbinde die Gegensätze mit Hilfe bewusster, liebevoller Kommunikation.

- Vertrauen wagen und Verantwortung übernehmen.
- Kontrolle – Nach dem Warum fragen, ohne zu urteilen.
- Kraft – Reinigung durch Expansion.
- Frieden – Die Leere zulassen.
- Intensität – Eigene und gemeinsame Bedürfnisse zusammenbringen.
- Zusammenhalt – Verbundenheit in der Individualität.

In der tantrischen Numerologie wird der Zugang zum sicheren Ort anhand des Tages der Geburt errechnet.

Der innere sichere Ort ist ein Mysterium. Er setzt sich aus den vier oben genannten Ebenen zusammen, aber dies ist kein statischer, sondern ein dynamischer Vorgang. Dieser Ort ist immer in Bewegung, je nachdem, was für Aufgaben man sich gestellt hat.

Vereinbarungen und Vertrauen

Kontakt- und Gruppenfähigkeit ist unverzichtbar für die eigene Entwicklung und die Entwicklung der Gemeinschaft der Menschen. Die bisherigen Bindungskräfte sind kraftlos geworden. Sie führen zu keinen befriedigenden Zielen mehr.

Ängste, Zwänge und Druck verlieren ihre Bindungskraft. Niemand zwingt sich mehr in eine Struktur ein, die ihm selber keine Entwicklungsmöglichkeiten bietet. Effizienz war der Motor der industriellen Revolution. Im Namen der Effizienz wurden Arbeitsbedingungen geschaffen, die lebensfeindlich waren. Leid und Tod wurden in Kauf genommen. Diese Zeiten gehen vorbei. Kontrolle führt zu keinem Ergebnis mehr. Qualität benötigt Freiwilligkeit.

Entkleidet und nackt stehen die Institutionen da und strahlen eine abschreckende Ineffizienz aus. Sie werden durchschaut und in Frage gestellt. Dadurch bekommt der Mensch die Möglichkeit, sich selber zu hinterfragen. Die einzige Kraft, die Strukturen zusammenhalten kann, ist der menschliche Wille. Es ist eine Frage der eigenen Entscheidung. Und diese Entscheidung kann sehr wechselhaft sein und je nach Stimmung unterschiedlich ausfallen. Das ist der Effizienz einer Institution oder eines Unternehmens eher abträglich. Deshalb sind konkrete und ernst gemeinte Vereinbarungen unumgänglich, um etwas Dauerhaftes zu schaffen. Eine Vereinbarung ist eine freiwillige Verpflichtung, die darauf abzielt, solide Grundlagen zu etablieren. Mit Hilfe von verbindlichen Vereinbarungen können die Schwächen des flüchtigen Zeitgeistes umgangen werden. Vertrauen ist die Grundsubstanz von Vereinbarungen. Nur wenn ich meinen Partnern vertraue, können unsere Projekte lebendig und kreativ bleiben. Vertrauen ist in einer Welt ohne Begrenzungen und Limitierungen ein rares Gut. Alles, was gemacht werden kann, wird auch irgendwann gemacht. Es gibt keine Sicherheiten mehr. Trotzdem ist Vertrauen unumgänglich. Gerade die Unmöglichkeit, Vertrauen nicht zu enttäuschen, erfordert bedingungsloses Vertrauen. Es ist der Kitt, der Strukturen zusammenhält.

Verwirrend dabei ist, dass die Willenskraft zum Vertrauen aus der eigenen Hingabe und Opferbereitschaft heraus entstehen muss. Die dazu nötige Willenlosigkeit ist die einzige Kraftsubstanz, die Vertrauen ermöglichen kann. Kontrolle zerstört das Vertrauen. Persönliche Vorteilnahme weicht Vereinbarungen auf. Willenskraft ohne persönliche Vorteilnahme ist für viele Menschen unverständlich. Ist nicht der Wille der ursprünglichste Ausdruck der eigenen Persönlichkeit? Und entsteht nicht die eigene Persönlichkeit aus der Abgrenzung gegenüber dem anderen? Dieses Paradoxon wird mit Hilfe des Selbstwahrnehmungssystems aufgelöst. Die regelmäßige und kontinuierliche Praxis von Yoga und Meditation ermöglicht eine Identität, die sich an der Realität orientiert und nicht an der persönlichen Vorteilnahme. Dadurch wird die mentale Kapazität geschaffen, Vereinbarungen einzugehen, die auf dem Vertrauen basieren, dass alle Beteiligten so handeln, wie es für die jeweilige Situation am stimmigsten ist.

Der sichere Ort im Yoga

So wie jeder Mensch seinen eigenen sicheren Ort hat, gibt es auch einen sicheren Ort innerhalb von Systemen, Gruppen und Zusammenhängen. Hier findet sich das, was die Struktur in ihrem Innersten zusammenhält. Auf eine Nation bezogen, ist dies zum Beispiel das Grundgesetz oder die Verfassung. Energetisch sind geografische Kraftorte von Bedeutung.

In Bezug auf eine kulturelle Errungenschaft wie dem Yoga ist der sichere Ort eine spezifische Energie-Qualität, die sich über die Zeitalter hinweg von Generation zu Generation erhalten hat. Diese Qualität wird die »Goldene Kette« genannt. Sie gewährleistet, dass der individuelle Prozess, der durch das Yoga ausgelöst wird, in sicheren Bahnen bleibt und keinen Schaden anrichtet. Jeder Yogaschüler kann über die Einbindung in die Goldene Kette am Segen des Yogas teilhaben. Nötig ist dafür die Einhaltung bestimmter Strukturen und Regeln: das Ein- und Ausstimmen vor und nach der Yogapraxis und die exakte Befolgung der Anleitung, ohne Übungen auszulassen oder hinzuzufügen. Unterrichtet wurde dies unter anderem von Yogi Bhajan (1929 - 2004), der sich auf *Guru Ram Das (4. Sikh-Guru, 1534 - 1581)* und auf *Baba Siri Chand (1494 - 1643)* bezog.

Guru Ram Das legte auch den Grundstein für den Goldenen Tempel, der heute noch – umgeben von einem Nektartank* – im indischen Amritsar steht und das größte Heiligtum der Sikhs darstellt. Dieser Ort atmet in der Energie der Goldenen Kette des Kundalini-Yoga.

Der Yogaschüler bindet sich an eine Haltung, eine Atemführung und eine spezifische Ausrichtung des eigenen Geistes. Er bringt sich in eine bestimmte Form, die über das Körperliche hinausgeht und auch den eigenen Geist und das Energiesystem umfasst. Dies ist zum einen eine starke Hinwendung zu einem ungewöhnlichen und unbekannten Zustand. Zum anderen erzeugt diese Hinwendung einen Schutzraum, der individuelle Entwicklung möglich macht.

Die Goldene Kette wird nicht übertragen, wenn Yoga-Übungsreihen auf DVD gemacht werden – zumindest nicht bei Personen, die Yoga nur auf diesem elektronischen Weg kennengelernt haben. Dafür ist die Verbindung zu einem Yogalehrer nötig. Der Yogalehrer ist für den Schüler die Verbindung zur Tradition des Yoga – auch über den Yogaunterricht hinaus. Dieses enge Verhältnis zwischen Lehrer und Schüler bleibt erhalten, bis der Schüler selber genug von Yoga verstanden und erfahren hat. Viele ernsthafte Yogaschüler werden dann

* Der mit Blattgold belegte Goldene Tempel (*Hari Mandir*, Punjabi »Gottestempel«) befindet sich in Amritsar im indischen Bundesstaat Punjab. Er steht auf einer Insel in einem Teich, welcher Amrit Sarovar (von sanskrit *amrit*, »Nektar«; *sarovar*, »Teich, See«) genannt wird.

ihrerseits Yogalehrer, um in sich die Goldene Kette wirksam werden zu lassen – den sicheren Ort des Yoga.

Die Goldene Kette hat eine mentale feinstoffliche Spezifikation. Neue Kundalini-Yogalehrer lernen, wie diese Haltung in ihnen ihren individuellen Ausdruck findet und im eigenen Yogaunterricht zur Geltung kommt. Dabei wird die Individualität des Lehrers nicht tangiert. Ein Ausbruch oder Infragestellen des eigenen Lebensumfeldes ist nicht nötig. Religiöse oder moralische Vorstellungen sind nicht von Bedeutung.

Praktische Übung dazu: 11. Yogareihe für das instinktive Selbst

5

Transformation durch Wahrnehmung

Mentale Schmerzen

Der menschliche Körper ist ein Gefäß, das mit den eigenen Emotionen und Gedankenmustern gefüllt wird. Diese bewirken einen sehr individuellen Wahrnehmungs-Cocktail, der in unzähligen Krankheiten seinen Ausdruck finden kann.

Anhand dieser Symptome kann sich der Mensch dann an seinen eigenen Problemen abarbeiten. Yoga sorgt dabei für die richtige Rückkopplung zwischen der mentalen und körperlichen Ebene.

Wenn sich eine Krankheit körperlich manifestiert hat, ist eine Heilung manchmal langwierig oder hin und wieder auch gar nicht mehr möglich. Dann wäre es besser gewesen, wenn die drohenden Probleme früher erkannt worden wären.

Jeder Krankheit gehen Symptome im Energiesystem des Körpers voraus. Bevor Organe krank werden, gibt es zum Beispiel deutliche Signale über das entsprechende Meridiansystem des Körpers und über die Testmuskeln. Diese werden aber zumeist nur von denjenigen erkannt, die sich ein entsprechendes Körperbewusstsein antrainiert haben – zum Beispiel mit Hilfe von Yoga. Der Schulmedizin sind die Zusammenhänge zwischen Testmuskeln und Organen noch nicht bekannt, oder sie werden nicht ernst genommen. In naher Zukunft werden hier sicherlich neue Diagnosemethoden zum Einsatz kommen.

Das Erkennen von »Meridianschmerzen« ist schwer genug. Noch viel komplexer sind mentale Schmerzen. Sie werden von den meisten Menschen nicht erkannt, sondern entweder ignoriert oder als psychische Probleme gedeutet, was sie nicht sind. Ein psychisches Problem ist zum Beispiel eine Depression. Hier müssen wir von einer strukturellen mentalen Störung sprechen, die sich sehr unterschiedlich auswirken kann. Mentale Schmerzen haben damit nichts zu tun. Sie sind kurzzeitige elektromagnetische Reaktionen des Gehirns, die eine chemische Veränderung in den Körpersäften nach sich ziehen. Sie sind die Vorboten von Krankheiten von Körper und Geist – die sich noch nicht manifestiert haben, aber schon mal anklopfen.

Die bekanntesten mentalen Schmerzen sind Ängste, die nicht auf konkrete Anlässe zurückzuführen sind – was die natürliche Form von Angst wäre –, sondern aufgrund von spezifischen Gedanken oder Gefühlen mental andocken. Hier erleben wir das gesamte Gefühlsspektrum, das sich auch bei körperlichen Schmerzen abspult – nur dass wir dort wissen, womit wir es zu tun haben. Mentale Schmerzen werden dagegen oftmals nicht richtig gedeutet. Entsprechende Fehlhandlungen sind die Folge.

Die Funktion von Schmerz ist es, die Aufmerksamkeit auf bestimmte Punkte im Körper zu lenken. Bei mentalem Schmerz ist es genauso. Eine Konstellation von Gedanken und Gefühlen bewirkt den Schmerzschub – zum Beispiel ein Unwohlsein, eine Beklemmung oder eine Angst. Viele Menschen versuchen dann, sich davon abzulenken – sie sehen fern, trinken Alkohol oder benutzen stimulierende Substanzen oder Medikamente. Sie erkennen nicht die Botschaft, die sich hinter dem mentalen Schmerz verbirgt. Die Funktion des Schmerzes ist es, die Aufmerksamkeit auf genau die auslösende mentale Konstellation zu lenken und diese zu integrieren oder aufzulösen. Jeder bewusste Vorgang, der in diese Richtung abzielt, löst einen Heilungsprozess aus. Geheilt werden Verletzungen aus der Vergangenheit aller Art. Es bedarf also nur ein wenig mentaler Aufmerksamkeit – und einer Verweigerungshaltung gegenüber Ablenkung –, um mentalen Schmerz richtig zu deuten und für das eigene innere Wachstum einzusetzen.

Praktische Übung dazu: 12 Meditation, damit deine Knöpfe nicht mehr gedrückt werden.

Die Evolution der Wahrnehmung

Im Zuge der Evolution des Lebens auf der Erde hat sich auch eine Evolution der Wahrnehmung entwickelt. Der älteste Sinn ist der Geruchssinn, der schon bei den primitivsten Tieren vorhanden ist. Je weiter die Evolutionsgeschichte voranschreitet, desto ausgefeilter wurden auch die Sinne der Tiere. Heute steht der Mensch am Ende dieser Entwicklung, mit seinen fünf aufeinander abgestimmten Sinnen, die sich seinen Bedürfnissen angepasst haben, und vor allem dem sechsten Sinn – der Intuition.

Außerhalb dieses Evolutionsstranges gibt es vier weitere Ebenen, die für die Wahrnehmung eine Rolle spielen. Da ist zunächst das Reich der Mineralien. Steine manifestieren das Element Erde, das unverrückbare, beständige und präsente Sein. Hier gibt es keine Bewegung. Eine Bewusstseinsentwicklung in dieser Richtung entwickelt die Fähigkeit, ganz in sich selber *eins und alles* zu sein.

Dann gib es das Reich der Flora. Die Wahrnehmung von Pflanzen beschränkt sich auf Gefühle. So lässt sich ihr Wachstum zum Beispiel mit Hilfe von bestimmten Arten von Musik fördern oder bremsen. Die Pflanzen lassen sich von der Stimmung der Musik beeinflussen. Eine Bewusstseinsentwicklung in dieser Richtung fördert die Fähigkeit, Gefühle von Menschen, Orten und Wesen wahrzunehmen und Mitgefühl zu entwickeln.

Der Mensch selber ist dem Tierreich entwachsen oder hat zumindest das Potential dazu. Ein Mensch kann mit Hilfe des Selbstwahrnehmungssystems die Realität unmittelbar erfahren. Unter dem ungefilterten Einsatz aller Sinne entwickelt sich der sechste Sinn, die Kunst des Wissens. Dies ist eine wahrhaft menschliche Fähigkeit, die die sonstigen Nachteile – keine scharfen Zähne oder Klauen, um sich zu verteidigen, kein schützendes Fell – ausgleicht. Menschen sind in der Lage, Gefahren zu erkennen, bevor sie auftreten. Sie können aus der Summe der Informationen ihrer Sinne in die Zukunft schauen und entsprechend handeln. Dies ist der nächste Evolutionsschritt der Menschheit. Einige Individuen haben ihn schon vollzogen. Irgendwann wird das kollektive Bewusstsein der Menschheit diese Innovation integrieren.

Die fünfte Ebene der Wahrnehmung betrifft das Reich der Engel. Hier ist die Schöpfung zu hause. Wer den dreifaltigen Gott – erschaffend, transfomierend und zerstörend – wahrnehmen kann, kann in die Schöpfung eingreifen und diese mitgestalten.

Eine Bewusstseinsentwicklung in dieser Richtung entwickelt die Fähigkeit, im Fluss mit der Realität die eigene Projektion wahr werden zu lassen.

Wie die biologische Evolution scheint auch die Evolution der Wahrnehmung nach Vollkommenheit zu streben. Der Mensch entwickelt in sich die Wahrnehmung, die ihn immer näher an die Schöpfung heranführt. Wie würde der Schöpfer der Welt wahrnehmen? Er »erschafft die Welt in Meditation«. (Jap Jī Sāhib[9]). Indem er sie als Ganzes wahrnimmt, wird sie aufrechterhalten.

Integration der Realität

Die Sinne des Menschen nehmen Eindrücke auf – sie dienen ihm als Nahrung. Ohne Eindrücke würde der Mensch sterben. Die Eindrücke werden verwertet, und aus ihrer Summe bildet sich das Selbst des Menschen. So wie stoffliche Nahrung die Grundlage des materiellen Körpers ausmacht und Sauerstoff die Grundlage des Energiekörpers, so sind Eindrücke die Grundlage der individuellen Identität.

Wir selber erleben unser Selbst als vielschichtig, komplex und chaotisch. Dieser subjektive Blick ergibt sich aus der Tatsache, dass wir uns nur sehr schwer mit Abstand betrachten können. Die Verarbeitung des Selbstbildes ist ja bereits die Nahrung, die dieses Selbst bildet. So entsteht ein Strudel aus Eindrücken, die sich selber gegenseitig erzeugen und gestalten. Manche Menschen leben ein Leben lang in diesem Strudel und blicken nicht über ihren Tellerrand. Sie sind mit ihrer eigenen Nabelschau zufrieden. Aber immer weniger Menschen finden das befriedigend.

Nun gibt es nicht nur Eindrücke, sondern auch Realität. Die Mitmenschen sind reale Wesen, auch wenn wir uns ihnen nur über unsere Eindrücke nähern können. Für unser Gehirn dreht sich derweil das Außen nur um das eigene Selbst. Dieses Bild kennen alle Menschen, und es wurde schon vielfach in Kunstwerken dargestellt: Die Welt existiert nur, weil ich da bin. Demnach ist alles außerhalb von mir Theater. Dieses Thema taucht auch in der Yoga-Philosophie auf. Alle weltlichen Dinge werden dort als »Maya« bezeichnet, was »Täuschung« bedeutet. Beim yogischen Weg gehe es demnach darum, den »schrecklichen Weltenozean« zu durchqueren, um dann schließlich zur Erfüllung im höheren Selbst zu gelangen. Dieser Blickwinkel dient letztendlich dazu, dem eigenen Wahrnehmungsstrudel zu entfliehen. Das Selbstwahrnehmungssystem setzt sich das gleiche Ziel, allerdings mit moderner Terminologie. Der Grundansatz lautet hier: Alles, was existiert, hat das Recht zu existieren. Eine konsequente Anwendung dieser Regel bricht das isolierte Selbst auf.

Der Mensch fühlt sich nur deshalb von der äußeren Welt getrennt, weil er bestimmte Dinge als falsch oder abstoßend bewertet. Diese Bewertung erzeugt dann ein mentales Muster, das der Identität zugrunde liegt. Wenn diese Bewertung aufgehoben wird, entsteht ein unverfälschter Eindruck von Realität – ein Blickwinkel, der den meisten Menschen völlig fremd ist und sie zudem zunächst überfordern würde. Die Bewertung ist ein Spiegel des eigenen Selbstwertes. Wer sich mit Realität auseinandersetzt, wird mit den eigenen Verstrickungen und Selbsttäuschungen konfrontiert, die bislang im Unterbewusstsein versteckt waren. Der eigene fehlende Selbstwert zeigt sich dann unverfälscht – nur wenige Menschen können das ertragen.

Der Mensch fühlt sich nur deshalb von der äußeren Welt getrennt, weil er bestimmte Dinge als falsch oder abstoßend bewertet. Diese Bewertung erzeugt dann ein mentales Muster, das der Identität zugrunde liegt.

Das Selbst verändert die Wahrnehmung

Zunächst einmal benötigt der Mensch Werte und Tugenden, damit er mit der eigenen Wahrnehmung arbeiten kann. Ohne diese kann er nicht die Stabilität aufbringen, um den weiteren Prozess zu gewährleisten. Ein Mensch ohne Werte hat keine Möglichkeit, den Fluss der Ereignisse zu beeinflussen. Er schwimmt mit. Einige weise Menschen sparen sich die Werte, damit sie nirgendwo anecken. Dies kann Bequemlichkeit sein oder der Wunsch, eine Technologie in der Kultur der Menschen zu verankern. Ein solches Werkzeug kann sich besser durchsetzen, wenn die Informationsträger es wert- und tugendfrei unterrichten. Das Selbstwahrnehmungssystem kann so allerdings nicht funktionieren. Es benötigt als Vorarbeit Werte und Tugenden, die sich in einer Intention ausdrücken.

Mit diesem Unterboden kann dann die Kontemplation beginnen: das *Shuniya(Null)-Bewusstsein.* Der Geist wird leer. Dies hat Einfluss auf das körpereigene Energiesystem. Die Selbstwahrnehmung steigt. An dieser Stelle ist im besonderen Maße Selbstwertschätzung nötig, denn nur dann ist eine Erfahrung des eigenen Seins ohne Zweifel und Hintergedanken möglich. Der eigene innere Wert steigt in dem Maße, wie Werte und Tugenden anerkannt und umgesetzt werden.

Als Folge der Selbstwahrnehmung beginnt der Geist zu kalben: Er schwitzt aus, was im Sinne der Intention nicht mehr benötigt wird. Parallel dazu reinigt sich der Körper.

Dies ist ein Prozess der Transformation. Er ist ungesteuert. Ausgelöst wird er lediglich durch dieses besondere Zusammenspiel von Körper, Geist und Seele. Die Intention ist ein Wunsch der Seele. Der Geist wird auf Null gesetzt, in die Nicht-Existenz. Der Körper – grobstoffliche und feinstoffliche Materie einschließlich des Selbst – reagiert. Nun gebiert das System allerlei Schönes und Gruseliges. Durch das Nicht-Eingreifen des Geistes bleiben diese Wahrnehmungsfragmente innerhalb des Selbstwahrnehmungsraumes bestehen. Sie dürfen sein, egal ob wir sie für real halten oder nicht.

Anschließend mischen sich diese Wahrnehmungen mit der Realität. Sie synchronisieren sich in einer Weise, dass sie nicht mehr länger voneinander getrennt sind. Die hinzugenommene Realität ist zumeist schmerzhaft. Sie löst einen mentalen Schmerz aus. Wer Yoga richtig praktiziert, weiß wie er mit dieser Form von Schmerzen umzugehen hat. Er benutzt Bhakti-Yoga – die Praxis der Hingabe –, um ihn auszuhalten. Dies ist ein Hineinfallen in den Schmerz und ihn Zulassen. Das Unangenehme wird umarmt, willkommen geheißen, einverleibt und als eine notwendige Erfahrung betrachtet.

An diesem Punkt löst sich die Trennung zwischen dem Selbst und der Welt auf. Die Wahrnehmung bewegt sich jetzt und ist nicht länger statisch. Diese Bewegung folgt den Mustern, die die Zeit im Raum hinterlässt. Das Selbst ist zur Welt mutiert. Die Wahrnehmung erzeugt Wahrheit. Angst wird bedeutungslos. Probleme werden unglaubwürdig. Schicht um Schicht entblättert sich der eigene innere Wert und ergießt sich in die Welt. Beziehungen und Kommunikation erzeugen aus sich selbst heraus ein tiefes Zufriedenheitsgefühl. Das ist das Selbstwahrnehmungssystem.

Intention – Vorannahmen

Yoga gibt uns eine neue Idee von Identität. Identität, wie wir sie heute verstehen, ist statisch – das heißt materiell. Aus so einer Identität heraus ist kein schöpferisches Handeln möglich. Unsere Handlungen sind reaktiv, das heißt, sie beziehen sich immer auf einen vorangegangenen Impuls. Dadurch wird eine unbewegliche Identität erzeugt, die sich in einer bestimmten Phase unserer Entwicklung an der Umgebung, in der wir leben, orientiert hat und danach zu wachsen aufhört.

Für das Selbstwahrnehmungssystem ist es unumgänglich, diese statische Identität in Frage zu stellen und ihr zu misstrauen. Stattdessen erschaffen wir uns mit Hilfe von Yoga und Meditation einen Zugang zu einer neuen inneren Präsenz, die sich den unmittelbaren und wechselhaften Erfordernissen des Lebens anpasst.

Vorannahmen prägen unsere Selbstwahrnehmung. Sie sind die »Self-Fulfilling Prophecy«, die sich selbst erfüllende Prophezeihung. Unser rationaler Geist macht sich ein Bild von sich und der Welt. Dieses Bild ist eine Kopie der Realität, wie wir sie wahrnehmen. Es ist ein eingeschränktes Bild, denn wir nehmen meistens nur Fragmente der Realität wahr.

Dies sind unsere Vorannahmen. Unsere Vorannahmen ersetzen die Realität. Wir leben in einem Strom aus vor-angenommenen Fragmenten, die wir in einer scheinbar sinnvollen Art und Weise zu einem Gesamtbild zusammensetzen. Da dies ein komplexes Bild ist, erkennen wir nicht, dass es statisch und trügerisch ist.

Dieser Vorgang hat einen großen Einfluss auf unser Leben. Je umfassender die Vorannahmen sind, desto weniger Realität können wir erkennen. Eine sinnvolle Reaktion auf unvorhergesehene Ereignisse wird damit fast unmöglich gemacht. Stattdessen verfallen wir in Schutzmechanismen und Vorurteile, die unsere Kreativität und Handlungsmöglichkeiten einschränken.

Diese »Betriebsblindheit« hat nicht nur Auswirkungen auf die Effektivität, sie bewirkt auch objektive Veränderungen im realen Leben. Vorannahmen beeinflussen unser Umfeld, und sie sortieren die Möglichkeiten aus, die nicht zu ihnen passen. Wer sich für arm hält, wird selten die Gelegenheit für Reichtum ergreifen können. Wer sich für wohlhabend hält, zieht diese Gelegenheiten geradezu an.

Es ist von Vorteil, die eigenen Vorannahmen zu erkennen, um sie auf sinnvolle Art und Weise nutzen zu können. Denn die Alternative dazu ist zum einen anstrengend, zum anderen das Ergebnis einer längeren Entwicklung. Für die Dauer dieser Entwicklung benötigen wir Überbrückungsstrategien. Selbstbilder halten uns im Gefängnis unseres Verstandes gefangen. Zumeist werden diese Selbstbilder durch unverarbeitete Erlebnisse in unserer Vergangenheit erzeugt. Oft sind es auch Bilder von anderen, die wir übernommen haben. Wieso unterwerfen wir uns einem Bild, von dem wir nicht einmal wissen, woher es kommt? Oftmals geschieht dies aus Unkenntnis, manchmal aber auch aus Kalkül. Mit Hilfe unseres Selbstbildes können wir uns Möglichkeiten verschaffen, die wir sonst nicht so ohne weiteres hätten.

Manchmal ist es auch nötig, den Bildern, die andere von uns haben, etwas entgegenzusetzen, um uns nicht von diesen Bildern beherrschen zu lassen. Die Fähigkeit zur Abgrenzung ist dabei genauso wichtig wie die Befähigung, ein eigenes Bild von sich selbst zu erzeugen. Dies fällt um so leichter, je weniger unverarbeiteten emotionalen Ballast wir in unserem Unterbewusstsein herumtragen. Hierfür ist die Praxis von Yoga und Meditation das probate Mittel.

Es ist allerdings weitaus heilsamer, in einen Zustand ohne Vorannahmen in Bezug auf uns selbst zu kommen. Dann kann unsere eigene Energie optimal fließen. Jede Vorannahme ist eine Störung, die unser eigenes Entwicklungspotential einschränkt. Der ungetrübte Blick auf die Realität ist anstrengend. Auch das eigene Umfeld reagiert normalerweise ablehnend, wenn wir anfangen, unsere Vorannahmen abzulegen. Realität ist ansteckend. Dies macht viele Menschen unsicher. Einige kämpfen dagegen an. Eine große Anzahl weiser Menschen wählte deshalb den Weg der heimlichen Aneignung einer ungetrübten Selbst- und Fremdwahrnehmung. Und sie nutzen eine Form der Vorannahme, die nicht prägend in die Struktur des Selbstbildes eingreift. Dies ist eine *Intention.* Diese kann der eigenen Entwicklung die entscheidende Richtung geben.

Auf diesem Entwicklungsweg zum Selbstwahrnehmungssystem spielt die Abgrenzung eine große Rolle. Nur wer in der Lage ist, die eigene Wahrnehmung vor den Einflüssen von außen abzuschirmen, kann ihr Potential nutzen. Erst dadurch wird es möglich, sich auf die Umstände zu konzentrieren, die wirklich relevant sind.

Um trotz innerer Abgrenzung im eigenen Umfeld verwurzelt zu bleiben und Irritationen und Verwirrungen zu vermeiden, kann der geschulte Geist das eigene Schöpfungspotential nutzen, um sich selbst und andere Menschen zu unterstützen. Wir sprechen in diesem Fall nicht von Vorannahmen, sondern von Intentionen. Eine Intention ist im Gegensatz zur Vorannahme ein bewusster Vorgang. Mit Hilfe der Intention können Situationen in die Richtung verändert werden, in die wir es wünschen. Das besondere ist dabei, sich der eigenen Grenzen in jedem Augenblick bewusst zu sein. Eine Intention kann Dinge verändern, die dazu bereit sind. Tendenzen können verstärkt und Heilungsprozesse gefördert werden. Wichtig ist aber auch, dass Intentionen nicht den Lauf der Dinge verändern können. Sie sind kein Werkzeug für Manipulation.

Wir verfügen über ein kraftvolles Hilfsmittel, um unsere Ziele zu erreichen: unseren meditativen Geist. Dieses Werkzeug ist voll wirkungsvoll, wenn es sich in der richtigen Umgebung befindet. Es ist nutzlos, wenn versucht wird, Dinge oder Menschen zu verändern, die dazu nicht oder noch nicht bereit sind. Menschen können gemeinsam sehr viel erreichen. Wenn ihre Interessen allerdings sehr unterschiedlich sind, hat es keinen

Sinn, etwas Gemeinsames zu versuchen. Dann ist es besser, sie arbeiten parallel zueinander und versuchen, sich nicht gegenseitig zu stören.

Die Erzeugung einer Intention ist kein Selbstbild, sondern eine Haltung, die ich einnehme, oder ein Wunsch, den ich habe. Die Haltung könnte zum Beispiel sein, wahrhaftig zu sein. Ein Wunsch könnte sein, das Bewusstsein bei sich selbst und anderen zu erhöhen. Wichtig dabei ist, dass diese Haltung oder dieser Wunsch nicht mit Hilfe des rationalen Geistes verfolgt wird. Vielmehr wird der meditative Geist dazu benutzt, dieser Haltung Geltung zu verschaffen. Er erzeugt im eigenen mentalen Raum ein Muster, das über den rationalen Verstand hinausreicht und auf der Ebene des Subtilen (*Subtilkörper,* neunter feinstofflicher Körper) ansetzt.

Sitz der Intention ist die *Bogenlinie.* Die Bogenlinie ist der sechste der zehn feinstofflichen Körper des Menschen, wie sie im Kundalini-Yoga beschrieben werden. In der Bogenlinie kommt die eigene Haltung zum Ausdruck. Von hier aus strahlt sie nach außen ab.

Mit viel Übung ist die eigene Intention manipulierbar. Es stellt sich allerdings die Frage, ob eine derartige Manipulation überhaupt sinnvoll ist. Idealerweise sollte die Intention auf natürliche Art und Weise aus der eigenen Haltung heraus entstehen. Ohne diese natürliche Verwurzelung besteht die Gefahr, dass die Intention mit Hilfe des unreflektierten Selbst von uns missbraucht wird. Dies kann sehr unangenehme Folgen durch Verstrickungen und Unklarheiten in der Kommunikation mit anderen Menschen nach sich ziehen. In der Bogenlinie sitzt die Wurzel des Selbstwahrnehmungssystems in Form von Werten und Tugenden. In einer Welt, in der alles im Wandel ist und es keine Sicherheiten mehr gibt, bilden diese inneren Haltungen die Grundlage für alles kreative Handeln, das daraus folgt. Es geht darum, die eigene Existenz mit dem Wert des eigenen Seins zu bestäuben.

Praktische Übung dazu: 13. Meditation, um Emotionen zu kontrollieren

Die unbegrenzte Wahrnehmung

Unsere Wahrnehmung ist nur scheinbar begrenzt. Realistisch betrachtet ist es dem Gehirn möglich, die ganze Welt abzubilden. Die Speicherkapazität des Gehirns übersteigt die Anzahl der Atome im Universum. Allerdings haben die Sinne des Menschen eine unterschiedliche Qualität. Während der Sehsinn (dem Feuer-Element zugeordnet) die Wahrnehmung eher begrenzt, lassen sich zum Beispiel das Hören und das Riechen nahezu beliebig erweitern.

Zum Hören: Klang ist eine Schwingung. Wenn die Frequenzbereiche ausgedehnt werden, korrespondiert diese Schwingung mit der Materie – der Mensch lernt dann zum Beispiel, Farben zu hören. Dieser Sinn wird dem Element Äther zugeordnet, welches alles Wissen der Welt vereint.

Der Geruchssinn erkennt die Substanzen, die von Dingen abgerieben werden und in der Luft schweben – ein ständiger Vorgang. Wer den Geruch zu deuten weiß, kann ihn allen Dingen zuordnen, die sich in einem Umkreis befinden – und darüber hinaus. Über den Geruch kann man den Zustand von Objekten sicher erkennen. Der Geruchssinn ist dem Element Erde zugeordnet. Er gibt uns Stabilität und Ordnung.

Der Geschmack ist ein eingeschränkter Sinn, der dem Wasser-Element zugeordnet ist. Zur Zeit ist nachgewiesen, dass der Mensch in sieben Richtungen schmecken kann. Aller Geschmack ist eine Kombination aus diesen Richtungen. Der Geschmackssinn ist wie unser Instinkt unkontrollierbar – wie ein Traum – hat aber große Kraft.

Unser Tastsinn ist dem Element Luft zugeordnet, das unsere Intuition symbolisiert. Intuitiv ertasten wir unseren Weg. Das Luft-Element kontrolliert den Bereich des *Herzchakras*, mit dem wir uns mit anderen Menschen in Liebe vereinigen können.

Alle diese Sinne sind Teil unserer Kommunikation mit anderen Menschen. Wir können einander manchmal nicht riechen – trotzdem ist es unsere Aufgabe, den anderen so zu akzeptieren, wie er ist. Manchmal verlieben wir uns – in den Geruch des Partners. Dann sind wir bedroht in unserer Souveränität. Unsere Aufgabe ist es dann, unseren eigenen Geruch nicht zu vergessen.

Wie schmeckt die Stimme deines Gegenübers? Kannst du dich auf diesen Geschmack einlassen? Nur wenn du deinen eigenen Geschmack kennst, wird dies möglich sein. Ohne eigenen Geschmack wirst du zu einem Subjekt – einem Abbild des anderen. Wofür lebst du? Wofür bist du bereit, zu sterben? Dies ist eine Frage des Geschmacks, die über die Größe deines Lebens entscheidet.

Als erstes sehen wir den anderen. Wenn wir ihn in unseren Blick-Fokus nehmen, werden wir ihn gleichzeitig bewerten. Er verschwindet in einer der Schubladen des eigenen Geistes.

Es ist möglich, ohne Bewertung zu sehen, wenn wir sehen wie Pflanzenfresser. Ohne Fokus. Dann wird lediglich Herzenergie durch die Augen übertragen – keine Bewertung. Dies ist eine Technik, die uns davor bewahrt, in die mentale Falle der Ablehnung zu geraten.

Wenn du den anderen fühlst, dann fühlst du dich selbst. Seine Berührung ist deine Erwiderung. Du kannst dich loslassen in dieser Verschmelzung – so wie sich die Atemluft miteinander vermischt. Erst durch die Berührung weißt du, dass du lebst.

Das Hören gibt dir die göttliche Dimension des Menschseins. Im Hören ist alles enthalten. Du brauchst keine anderen Informationen. Höre, und du wirst erfahren, was die Welt bewegt.

Alle Sinne zusammengenommen erzeugen den Raum der Empfindsamkeit – in der yogischen Heilkunst Sat Nam Rasayan wird er als »Sensitiver Raum« bezeichnet. Er ist die Vorstufe zum Heiligen Raum, in dem der meditative kontemplative Geist Heilung ermöglicht. Im Heiligen Raum entsteht die Schöpfung. Wenn du hier eintrittst, wirst du zu einem schöpferischen Wesen. Die Wahrnehmung ist der Schlüssel zur Erfüllung. Die Selbstwahrnehmung ermöglicht es, diese Erfüllung zusammen mit anderen Menschen zu entwickeln. Dieses gemeinsame Wahrnehmen, diese kollektive Bewusstheit, formt ein Cluster, ein Gruppenbewusstsein, das Realitätsmuster in der Welt einpflanzt.

Der Druck steigt und bringt das Zwielicht zum Leuchten

Das menschliche Nervensystem ist mit einem Computer vergleichbar. Der Unterschied ist, dass der künstliche Rechner nur Einsen und Nullen kennt, der menschliche Geist aber aus *81 Facetten* besteht, die mit der Materie über die *72 Surs*, die Schwingungssaiten des *Kronen-Chakras*, verbunden sind. Die Surs verbinden das Nerven- und Drüsensystem miteinander und sorgen dafür, dass Gedanken und Klang die Materie beeinflussen. Dieses System besitzt eine schwer durchschaubare Komplexität, die kaum jemand zu durchdringen vermag.

Aber wer sich ganz technisch betrachtet und in der Lage wäre, die Komplexität als feste Struktur zu erkennen, könnte ziemlich genau herleiten, wie die Vergangenheit die Zukunft erschafft. Wer die eigene Struktur »durchsteigt«, erkennt sich selber. An diesem Punkt ist es möglich, durch gezielte mentale Korrekturen die eigene Zukunft zu beeinflussen. Im normalen täglichen Alltag sind von der mentalen Struktur des Menschen nur zehn Prozent offen sichtbar. Der Rest befindet sich in einem Zwielicht, eine Art »Twilight Zone«, die Zone des Zwielichts.

Das Problem am Zwielicht ist, dass der Mensch aus dem Zwielicht in das Zwielicht schaut und deshalb die dunklen Stellen nicht erkennen kann. Die zehn Prozent, die klar sind, reichen als Basis für die eigene Selbstwahrnehmung nicht aus. Deshalb kippen die meisten Menschen in ihrem Leben das »Nichts in das Nichts«. Zehn Prozent sind zu wenig, um nachhaltige Substanz zu erzeugen.

Das Zwielicht selber bleibt mysteriös und ungeklärt. Dadurch bleiben viele Menschen so unfrei, wie sie eben sind. Yoga und Meditation können schrittweise Licht in das Zwielicht bringen, aber das erfordert Zeit. Es kann nur eine Schicht nach der anderen abgetragen werden.

Der Druck des Informationszeitalters bewirkt nun, dass das Zwielicht nicht länger unbemerkt bleibt. Es bricht aus den Menschen heraus. Dadurch verlieren viele ihre Illusion über sich selber. Es ist nicht so, dass sie sich selbst erkennen – das Zwielicht bleibt ja, wie es ist. Aber alle sehen die blinden Flecken als blinde Flecken – bei sich und anderen. Sie sehen den Mangel. Sie erfahren die Unfähigkeit. Dies erzeugt einen mentalen Druck.

Wer darüber hinwegsehen kann, ist gut dran. Wer akzeptieren kann, dass er wenig mehr als nichts ist, der kann mit dem Zustand leben, wenn sich das Zwielicht nach außen stülpt. Alle anderen leiden, und sie können nichts dagegen tun, denn das Leiden hat seine Ursache im Leiden – es gibt kein Gegenmittel. Auf eine Wunde kann ein Pflaster geklebt werden. Wenn aber alles eine einzige Wunde ist, hält kein Pflaster. Dann kann man nur leiden und hoffen, dass etwas passiert, was den Zustand beendet. Da der Zustand nicht beendet wird, gewöhnen sich die Mensch an ihn.

Wenn eine gewisse Stabilität eingetreten ist, können individuelle Übungen und Meditationen zusammengestellt werden, um das Zwielicht Schicht für Schicht zu erhellen.

Mit jeder neuen Schicht bedarf es einer mentalen Neuausrichtung. Die geschieht mit Hilfe des Selbstwahrnehmungssystems. Dieses ermöglicht es, effektiv und handlungsfähig zu bleiben, ohne sich damit aufhalten zu müssen, warum und für wen wir handeln. Dadurch kann die Mechanik des Geistes überlistet werden und aus ihrer Erstarrung erwachen.

Praktische Übung dazu: 14. Yogareihe: Yogische Begrüßungen (Thema: Kontrolle)

Objektive Wahrheit

In der gegenwärtigen Politik gibt es oft ein gespaltenes Verhältnis zur Wahrheit. Sie hat dort keinen Wert an sich. Das Lügen, um bestimmte politische Ziele durchzusetzen, wird von vielen Menschen akzeptiert. Überall im Staat – zum Beispiel auch bei der Polizei oder der Justiz – wird die Lüge als legitimes Mittel angesehen, um den Staat zu schützen oder bestimmte Ziele zu erreichen. Allerdings muss es eine gute Lüge sein – wenn sie zu offensichtlich ist, bewirkt sie das Gegenteil.

Manchmal wird eine Lüge offengelegt, manchmal ist es aber nicht möglich, die Wahrheit zu erfahren. Es gibt dafür viele offensichtliche

Beispiele. Eines ist der gewaltsame Tod des RAF-Terroristen Wolfgang Grams in Bad Kleinen im Juni 1993. Hat er sich während der GSG 9 Aktion (militärähnliche Sondereinheit der Polizei) selbst umgebracht, oder wurde er erschossen? Es gibt gute Gründe für den Mord: als Rache für den gerade erschossenen Kollegen. Und es gibt einen Zeugen der gesehen haben will, wie der Terrorist – bereits überwältigt – aus nächster Nähe erschossen wurde. Die Gerichte haben dem Zeugen nicht geglaubt. Gewissheit haben nur die, die dabei waren. Wem wird mehr vertraut? Das ist in diesem Fall abhängig vom eigenen Standpunkt.[10]

Es gibt einen Zusammenhang zwischen Lüge und Mord. Wer mordet, will das Leben von Menschen, aber auch ihre Kraft, ihre Ideen oder ihren sozialen und kulturellen Hintergrund beseitigen. Die Wahrheit, die dieser Mensch repräsentiert, soll verschwinden. Dies ist eine besonders fundamentale Form der Herrschaft über andere Menschen. Die Realität soll gebeugt und dem eigenen Willen unterworfen werden. Wer sich über das Recht auf Leben hinwegsetzt, versucht die Realität zu manipulieren. Der Mord ist die zur Handlung gewordene Lüge.

Deshalb hat der berühmte gewaltfreie Aktivist und Staatsmann Gandhi Gewaltfreiheit unmittelbar mit Lügenfreiheit in Verbindung gebracht. Dabei beruft er sich auf Satyagraha: Wahrhaftigkeit, die Anerkennung der Wahrheit, die uns vorgegeben ist. Sie wird in den *Yoga-Sutren des Patanjali* erwähnt, einer Schrift, die vor 2000 Jahren veröffentlicht wurde. Satyagraha bedeutet nicht, die Verhältnisse so hinzunehmen, wie sie sind. Aber der Preis, die Existenz anderer Menschen aufs Spiel zu setzten, war Gandhi zu hoch. Menschen leben, und das mag einen Grund haben – auch wenn dieser Grund manchmal nicht verstanden wird.

Dies ist eine tendenziell religiöse Vorstellung, denn sie geht davon aus, dass es einen objektiven Zustand oder eine objektive Wahrheit gibt, die sich dem Wirken der Menschen entzieht. Politisch übersetzt bedeutet das, dass die Menschen für etwas eintreten, das bereits da ist und nicht von ihnen verändert oder manipuliert werden kann. Sie sind DienerInnen der Wahrheit – oder auch der Schöpfung. Hier stellt sich im besonderen Maße die Frage, wie diese Wahrheit denn aussieht, ob sie zum Beispiel eher katholisch oder muslimisch daherkommt.

Oder ob sie über-kulturell als objektive Meta-Wahrheit formuliert wird: Alles, was existiert, hat das Recht zu existieren.

Bevor ich jemandem vertraue, möchte ich wissen, ob diese Person den Anspruch hat, die Wahrheit zu sagen, oder ob sie mich manipulieren will. Bei den meisten Menschen kann Letzteres angenommen werden. Warum sollte man auch die Wahrheit sagen, wenn diese nur individuell existiert? Bezogen auf das Informationszeitalter lautet die Antwort: weil es nicht mehr möglich ist, unentdeckt zu lügen. Vertrauen wird im Informationszeitalter das einzige Bindemittel sein, das Organisationsstrukturen aufrechterhalten kann. Und nur wer immer die Wahrheit sagt, kann Vertrauen aufbauen.

Dies wird von den wenigsten Akteuren der Gesellschaft verstanden. Wer versucht, Tageszeitungen objektiv zu lesen, merkt oft den manipulativen Grundton in vielen Artikeln. Den Lesern scheint es egal zu sein, sie lesen ihre Zeitung, weil sie ihre politische oder auch soziale Richtung vertritt. Parteien werden oft auch nicht daran gemessen, ob die Politiker ehrlich sind oder nicht, sondern ob sie gut reden können. Der Schein ist wichtiger als das Sein. Das Berufsbild des Blenders ist recht erfolgreich – oder sagen wir lieber, es war erfolgreich. Lügen ist einfach – die Welt lässt sich dahin biegen, wie es passt. Wahrhaftig zu sein, ist schwer, manchmal ist es fast unmöglich. So bezieht Gandhi bei seiner »Ahimsa« (= Gewaltlosigkeit, aus den Yoga-Sutren des Patanjali) auch die Wahrheit zu sich selbst mit ein. Schließlich ist unser eigener Geist der größte Manipulator, der nur durch beständiges Üben gebändigt werden kann. Normalerweise lässt er nur das ins Bewusstsein dringen, was sich innerhalb der eigenen Glaubenssätze bewegt.

Für Gandhi ist deshalb das Gebet und die Meditation auf die innere Wahrheit Teil seines politischen Kampfes.

Für Gandhi ist deshalb das Gebet und die Meditation auf die innere Wahrheit Teil seines politischen Kampfes. Wahrheit ist für ihn eine feste Größe, etwas Göttliches. Wenn der Geist rein ist, kann die Wahrhaftigkeit fließen und ans Tageslicht kommen. Die Wahrheit ist es, die die Menschen überzeugen soll. Nur auf dieser Grundlage hatten politische Aktionen für ihn einen Wert.[11]

Heutzutage bekommt diese Vorstellung durch die Verlockungen des Internets und der damit verbundenen Datenflut eine neue Dimension. Es wird oft aus den Augen verloren, dass sich das Verständnis für die Wahrheit nicht aus Informationen erschließen muss – sondern nur in jedem Menschen selber entwickeln kann. Daten können schnell als Ersatz für die innere Leere missbraucht werden – und somit immer weiter in die Irre führen.

Alles lässt sich heutzutage manipulieren. Das äußere Internet sollte deshalb durch ein inneres Internet ergänzt werden, einer direkten Verbindung zur eigenen Wahrheit. Hast du Kontakt (damit ist persönlicher, vielleicht auch körperlicher Kontakt gemeint) zu Menschen, denen du vertraust? Das sind Menschen, auf deren Augenzeugenberichte du dich vielleicht irgendwann stützen musst, um die Wahrheit zu erfahren. Manipulation durchdringt den Alltag der meisten Menschen. Neben der offensichtlichen durch kommerzielle Werbung oder durch politische Irreführung, gibt es auch weitestgehend unbewusste Manipulation, etwa durch die engeren Verwandten. Durch Manipulation wird versucht, soziale Unsicherheit zu beseitigen. Ängste sind die Ursache dafür. In solch einem mentalen Umfeld fällt es schwer, objektive Wahrheit zu erkennen.

Das Informationszeitalter entkleidet auch die private Manipulation. Dadurch werden Beziehungen auf ihr eigentliches Gerüst reduziert, und es wird klar, dass der uneingeschränkte eigene Wille das einzige ist, was Menschen aneinander binden kann.

Ohne Geheimnisse gibt es keine Entwicklung

Die großen Internetkonzerne bauen digitale Avatare von jedem Menschen auf der Erde. Die Geheimdienste nutzen diese Informationen, um die Bürger zu kontrollieren. Diese Dinge geschehen öffentlich, aber die Konsequenzen sind den meisten Menschen nicht klar.

Zukunftsvisionen wie Orwells »Big Brother« oder Huxleys »Schöne neue Welt« werden von der Realität überholt. Die intelligente Vernetzung persönlicher Daten wird einen Kontrolldruck erzeugen, der vor nichts haltmacht. Die meisten Menschen können sich nicht vorstellen, welchen Einfluss die totale Offenlegung ihrer Individualität auf ihr zukünftiges Leben haben wird.

Es gibt bereits Firmen, die die Persönlichkeitsprofile der Menschen zum Kauf anbieten. Die Programme, die diese Profile erstellen, werden immer ausgefeilter und präziser. Sie werden immer mehr an die Realität angepasst und zwar solange, bis die letzten Fehler ausgemerzt sind. Dann wird es eine exakte Persönlichkeits-Schablone von jedem Menschen geben, die für Eingeweihte einsehbar und abrufbar ist.

Alle Generationen – vor allem die jüngeren – tummeln sich in den sozialen Netzwerken und geben dort bereitwillig alles von sich preis. Wie in einem Rausch bringen sie ihre digitalen Duftmarken aus – und verfeinern so ihre abgespeicherten Profile. Mit jedem neuen Tag im Netz verfestigt sich das Band, das sich um jeden einzelnen legen wird wie eine Rüstung. Wenn das digitale Profil komplett und frei abrufbar ist, gibt es keine Geheimnisse mehr.

Das ist das Informationszeitalter: Alles ist offen, alles ist gläsern. Der Mensch steht nackt da. Die Maschinen erfassen, was du die letzten Jahre gemacht hast, jeden einzelnen Tag. Und sie errechnen, was du denken wirst, welche Entscheidungen du treffen wirst, mit welchen Partnern du dich zusammenschließen wirst.

Das hat immense Vorteile für die Effizienz. Die Vernetzungsmöglichkeiten sind unbegrenzt, und dies bedeutet eine unbegrenzte Potenz. Es ist wie ein Rausch. Aber es gibt Nebenwirkungen. Jeder Mensch hat Schwächen. Diese sind im Informationszeitalter offensichtlich. Ein Mensch ohne Geheimnisse ist ungeschützt. Er kann von anderen missbraucht oder getäuscht werden.

> Wer keine Geheimnisse mehr hat, hat auch keinen individuellen Kern mehr. Um das eigene Potential zu entwickeln, ist ein innerer unbeobachteter Ort nötig, in dem sich eine ungehemmte und unbeeinflussbare Seele ausprägen kann.

Diese Entwicklung lässt sich nicht aufhalten. Die Möglichkeiten der Computertechnologie lassen keine andere Zukunft zu. Wer keine Geheimnisse mehr hat, hat auch keinen individuellen Kern mehr. Um das eigene Potential zu entwickeln, ist ein innerer unbeobachteter Ort nötig, in dem sich eine ungehemmte und unbeeinflussbare Seele ausprägen kann. Fehlt dieser Ort, wird die Identität statisch und sie verliert ihre Vitalität. Psychische Erkrankungen und Autoimmunkrankheiten sind die Folge.

Der genormte Netz-Avatar unterdrückt den chaotischen Impuls der Individualität. Er erzeugt einen sozialen Druck, der die Ecken abschleift. Das Ergebnis ist eine Verwandlung von Personen in komplexe mechanische Wesen – ohne eigenen Schöpfungsimpuls.

Mit Hilfe von Yoga und Meditation kann diese Entwicklung vom Individuum besser verarbeitet werden. Die Übenden können den Normierungsdruck mit Hilfe von Übungen kompensieren. Sie können einen sicheren Ort in sich erzeugen, auch wenn sie unter ständiger Beobachtung stehen, indem sie die Kontrolle über ihre Selbstwahrnehmung erarbeiten (beziehungsweise herbei-meditieren).

Praktische Übung dazu: 15. Meditation, um die Kapazität des Herzzentrums zu erhöhen

Die Wirkung des Selbstwahrnehmungssystems

Die in den letzten beiden Kapiteln beschriebenen Vorgänge können eine Identitätskrise auslösen, die individuell stärker oder schwächer ausgeprägt sein kann. Am Ende dieser Krise steht dann eine Neubewertung des Selbst, das nicht mehr unter dem Einfluss seiner Umgebung steht. Der Mensch erkennt, wann eine Entscheidung von innen heraus gewählt ist und wann sie von außen manipuliert wurde.

Das Selbstwahrnehmungssystem ermöglicht es, die eigene Identität unmittelbar mit der eigenen Handlungsfähigkeit zu verknüpfen. Dies ist ein ganz neuer Ansatz zur Wahrnehmung der Wirklichkeit. Eigene Impulse ergeben sich aus den unmittelbaren Ereignissen. Aus der eigenen Wahrnehmung wird der Nutzen gezogen, der ein harmonisches Leben ermöglicht.

Als Begleiteffekt wird ein permanent abrufbarer meditativer Geisteszustand etabliert, der Shuniya, Nullpunkt, genannt wird. Mit diesem Zustand können je nach Bedarf alltägliche Erlebnisse in einen Kontext der eigenen Bewusstwerdung gesetzt werden. Hier gibt es dann keine störenden Ablenkungen mehr.

Die Ablenkung der Vielzahl der Eindrücke hört auf, weil der Mensch erkennt, was wirklich relevant für ihn ist – nämlich lediglich das, was der eigenen Entwicklung dient – und was nicht. Innerhalb der Nervenimpulse in unserem Körpersystem kann die Welt als Ganzes abgebildet werden. Dies gibt den Menschen die Kapazität, die Vorgänge sowohl in unserer Umgebung als auch im Universum als Ganzes zu durchschauen und einzuordnen. Allerdings reicht die Lebenszeit eines Menschen nicht aus, um diese Einsortierung zu einem sinnvollen Abschluss zu bringen.

Das Selbstwahrnehmungssystem ermöglicht eine sinnvolle Organisation der Verarbeitung der vorhandenen Eindrücke. Wichtiges muss von Unwichtigem getrennt werden. Zusammenhänge werden erkennbar, ohne sich auf die Einzelheiten konzentrieren zu müssen. Die eigene Phantasie und Einbildungskraft wird von realen Eindrücken unterschieden.

Wenn die Wahrnehmungsfähigkeit steigt, erhöht sich auch die Ich-Bezogenheit, das Ego wird gestärkt. Wenn dies ein unbewusster Vorgang bleibt, kommt die eigene Bewusstseinsentwicklung zum Erliegen.

Mit Hilfe des Selbstwahrnehmungssystems wird dieses Problem umgangen. Das bewusst Wahrgenommene wird auf das Wesentliche reduziert, ist aber gleichzeitig die Essenz aus einer schier unbegrenzten Fülle an Eindrücken. Das Wesentliche ist das, was wirklich existiert, also alles – abzüglich der eigenen Vorstellungen, was sein könnte.

Dies ist ein evolutionärer Schritt im Entwicklungsspektrum des Menschen. Die eigene Projektionsfähigkeit wird an die Zügel eines meditativen Bewusstseins gelegt.

Ohne Willen und ohne Intervention entfaltet sich die Wahrnehmung auf eine unverfälschte Weise. In der inneren Haltung von Shuniya kann das Nervensystem dann in der Weise wachsen, wie es für eine synchrone Wahrnehmung der Realität nötig ist.

6
Fallstricke auf dem Weg zur Selbstermächtigung

Fremdbestimmung mit Hilfe der modernen Medien

Medien waren immer schon eine Möglichkeit, menschliche Erlebniswelten zu konservieren. Einmal *in Stein gemeißelt* ist es möglich, immer wieder zu diesen Erlebnissen zurückzukehren, ohne sich von der gerade ablaufenden Realität zu sehr beeinflussen zu lassen. Die Wahrnehmung der Welt wird dadurch erweitert. Das Bücher- oder DVD-Regal ist die ausgelagerte Lebenssubstanz, ein permanenter Zugriff auf eine zusätzliche Erlebniswelt.

Im Zeitalter der Informationstechnologie ist es nicht leicht, die eigene Realität zu erfassen. Bis hierher war der eigene Platz in der Welt festgelegt. Es gab einen Lebensplan, der sich in früherer Zeit am Berufsstand der Eltern oder später an den Anforderungen der Berufswahl orientierte. Das ist heute nicht mehr möglich. Jeder Mensch ist einem permanenten Wandel ausgesetzt. Die eigene Wandlungsfähigkeit ist ein Schlüssel zum beruflichen Erfolg. Nichts ist klar, alles ist offen.

In solch einer Situation sind die modernen Medien einerseits ein Anker, der Motivation und Impulse liefern kann. Andererseits sind sie eine Gefahr, da sie das Gefühl der Unsicherheit und Unklarheit weiter verstärken können. Das Internet zum Beispiel ist eine Chance, aber auch ein falsches Versprechen. Man glaubt, man ist mit der ganzen Welt verbunden. Doch das ist eine Illusion, die durch die Technik suggeriert wird. Die Verbindung ist nur ansatzweise substanziell. Wer nicht aufpasst, wird durch das Internet von der Welt getrennt. Und wer sich selbst verliert, kann auch von anderen nicht gefunden werden.

Die elektronischen Schaltkreise, die das Internet am Leben halten, finden Eingang in das Bewusstsein des einzelnen. Es findet eine Übertragung statt, das Mechanische – zum Beispiel in Form von Unterhaltungselektronik – übernimmt die Definitionsmacht über einen selbst. Was macht den Menschen aus? Wer darauf keine Antwort weiß, wird zum Mischwesen, zum Cyborg – zur menschlichen Maschine. Deshalb sollte das innere Internet dem äußeren Internet in Tiefe und Differenzierung gleichwertig gegenüberstehen. Das innere Internet ist die Intuition oder das System der Selbstwahrnehmung. Es gewährleistet, dass die benötigte Information – und nur diese – bei uns ankommt.

Viele Menschen leben in einer Matrix. Ihre innere Lebenswirklichkeit orientiert sich an den Medien. Sie sind Klone des jeweiligen Mediums und bewegen sich dann durchs Leben wie Lemminge. Einige Filme, die neu ins Kino kommen und weltweit von vielen Menschen gesehen werden, beeinflussen das Bewusstsein der Gesellschaft. Den meisten Menschen ist es nicht bewusst, dass die Figuren aus den Filmen in ihnen weiterleben. Diese nehmen den Platz ein für ein nicht gelebtes Leben.

So verankern sich subtile Botschaften der Filmemacher in der Gesellschaft und prägen den Alltag. Viele dieser Botschaften sind banal und nichtssagend, manche sind zerstörerisch. Andere sind lebensbejahend und hoffnungsvoll. Aber dieser Einfluss bleibt unbestimmt.

Wer die Selbstwahrnehmung bewusst einsetzt, nutzt die kulturelle Schöpfungsenergie für die eigene Inspiration. Dann entscheidet jeder Mensch selber, was reale Veränderungen in ihm bewirken soll. Und wenn diese Entscheidungen bewusst getroffen werden, sind sie dem Einfluss jeden Mediums entzogen. So kann die Informationsflut für die eigene Entwicklung genutzt werden.

Praktische Übung dazu: 16. Yogareihe für den Nabelpunkt, den Sitz der vitalen Kraft im Körper

Erfahrungen und Informationen

Wissen ist Macht. Wer über wichtige Informationen verfügt, kann sie als Machtmittel einsetzen, um die eigene Stellung zu behaupten. Oder er kann sie verkaufen und gut davon leben. Das Informationsmonopol ist eines der wichtigsten Machtmittel überhaupt. Es entscheidet über Wohlstand und Armut. Bildungsnationen wie Deutschland verfügen über wenige Rohstoffe. Gut organisiertes Wissen, das überall benötigt wird, macht ihren Reichtum aus. Im Informationszeitalter verändert sich das. Wissen steht jedem zur Verfügung. Es gibt keine Geheimnisse mehr. Durch die zunehmende horizontale Vernetzung ist es nur noch unzureichend möglich, relevante Informationen zu verstecken. Wer es dennoch versucht, erzeugt ein für alle Beteiligten spürbares Ungleichgewicht, einen Druck, der die nötigen Informationen freisetzt. Dieser Druck bewirkt, dass es immer Whistleblower – Menschen die Geheimnisse aus dem Inneren der Macht weitergeben – geben wird.

Wenn es keine Geheimnisse mehr gibt, werden die Hierarchien flach. Machtsysteme funktionieren dann nicht mehr über die Loyalität der Untergebenen, sondern nur noch über Vertrauen und Kooperation. Dezentrale und horizontale Strukturen sind möglicherweise effektiver als hierarchische Machtstrukturen, denn sie gewährleisten den direkten Austausch.

Unsichtbare Netzwerke bestimmen die Machtkonstellation im Informationszeitalter. Wer diese Netze durchschaut und mit ihnen arbeitet, kann jede Hierarchie aus den Angeln heben – um den Preis des Chaos. Aber aus Chaos entstehen neue Strukturen, die dem Wesen der Menschen möglicherweise besser entsprechen. Für den einzelnen bedeutet dies ein hohes Maß an Unsicherheit, die es früher nicht gab. Der Informationsfluss war entscheidend für die soziale Schicht, in der man sich bewegte. Je höher man in der gesellschaftlichen Hierarchie stand, desto mehr Wissen war zugänglich. Der Zugang zu Informationen formte das Selbstbild – und damit die eigene Identität. Wenn die Informationen jetzt in Bewegung geraten, stimmen die alten Weltbilder nicht mehr. Aus diesem Grund empfinden viele das Internet als eine persönliche Gefahr. Informationen über sich selber werden

Wer sich darüber definiert, was andere von ihm denken, hat es schwer. Wer versucht, das Bild von sich selber zu kontrollieren, wird scheitern. Nur wer nicht von außen manipulierbar ist, kann die neue Technologie nutzen und die eigene Wahrnehmung erweitern.

zurückgehalten. Nur diejenigen, die keine abgeschotteten Identitäten aufgebaut haben, finden es unproblematisch, wenn ihr Selbstbild von der Schwarm-Intelligenz reflektiert wird. Wer sich darüber definiert, was andere von ihm denken, hat es schwer. Wer versucht, das Bild von sich selber zu kontrollieren, wird scheitern. Nur wer nicht von außen manipulierbar ist, kann die neue Technologie nutzen und die eigene Wahrnehmung erweitern.

Alle sind mit allen verbunden – deshalb ist es nötig, sich abzugrenzen. Aber Abgrenzung ist im Informationszeitalter nur im Innern möglich, die äußeren Strukturen entziehen sich der eigenen Kontrolle. Man müsste schon im Wald leben und ohne Kontakt mit den modernen Medien, um eine kreativ gereifte Identität entwickeln zu können. Wer kontinuierlich und klar seine innere Stabilität etabliert hat, kann sich Abgrenzung und Trennung leisten und ist damit den meisten seiner Mitmenschen in dieser Zeit voraus. Der freie Fluss der Information erfordert totale Flexibilität, denn jeden Augenblick können sich die eigene Situation und das eigene Umfeld ändern. Wer dabei keine eigene Festigkeit besitzt, wird bedeutungslos, ein Schaltkreis im Netz ohne eigenen Impuls und am Leben gehalten vom System, ohne eigene Konturen.

Die Information fließt mit Hilfe der Technik dahin, wo sie benötigt wird. Die Technik selber ist dabei nur ein Mittel, das den Informationsfluss beschleunigt. Sie folgt den Veränderungen in der menschlichen Psyche nach. Die Menschen bilden keine geschlossenen Wissensgruppen mehr. In einer Welt ohne Geheimnisse kommt es nicht mehr darauf an, was du weißt, sondern wer du bist. Und wer du bist, kannst du nicht anlesen oder googeln. Ein stabiles Selbst formt sich aus den eigenen Erfahrungen.

Das Wort »Bewusstsein« beschreibt die mentale Kapazität, eine große Anzahl von Eindrücken sinnvoll zu deuten. Ohne Bewusstsein kann der einzelne im Informationszeitalter nicht Fuß fassen. Er wird von den Informationen erdrückt, denn die Anzahl sinnvoller Eindrücke erhöht sich ständig. Bisherige Filter – sowohl in der Gesellschaft als auch in den Köpfen – werden löchrig. Nur durch Bewusstsein über sich selbst kann der Mensch dieser Entwicklung folgen. Auch Bewusstsein entsteht aus Erfahrungen.

Erfahrungen machen das Wissen erst nutzbar. Und sie füllen die Lücke aus, die das zerstreute Wissen zurücklässt. Erfahrungen sind die Basis für Macht und Einfluss im Informationszeitalter. Sie sind der Schatz, der die Informationen durchschaubar macht. Erfahrungen entstehen allerdings kaum, wenn man vor dem Computer sitzt und sich vernetzt fühlt. Neben den Orten des Wissens (Schulen und Universitäten) sollte es Orte geben, an denen Erfahrungen ermöglicht werden – zum Beispiel mit Hilfe von Bewusstseinstechniken oder durch den persönlichen Austausch in aktiven Gruppen und im beruflichen Alltag.

Erkenntnisse fallen den Menschen zu wie die Luft zum Atmen. Unverarbeitete Erkenntnisse erzeugen mentale und körperliche Spannungen. Deshalb ist es nötig, die Erkenntnis durch Erfahrungen in echtes Wissen zu verwandeln, andernfalls ist eine Trübung des Bewusstseins durch äußere Mittel (Medienüberflutung, Arbeit, Drogen) fast notwendig. Yoga und Meditation bewirken eine Erfahrung, die nötig ist, um sich und andere so zu erkennen, wie sie sind. Wer Erfahrungen macht, kann nicht mehr so leicht getäuscht werden. Er kann Wichtiges von Unwichtigem und Richtiges von Falschem unterscheiden.

Abhängigkeit und Fremdbestimmung

Unabhängigkeit fällt einem nicht in den Schoß. Wer sich hängen lässt, kann nicht erwarten, dass sich etwas zum eigenen Vorteil weiterentwickelt und kann auch keine eigenen Akzente setzen. Ein solcher Mensch wird von anderen Menschen als Energiequelle angezapft, denn Lebensenergie ist bei jedem Menschen vorhanden, und sie will zum Ausdruck kommen, egal ob zum Vor- oder Nachteil des einzelnen. Damit das funktioniert, ist eine individuelle Abhängigkeit nötig. Dann ist die mentale Ausrichtung des Betroffenen auf Beschaffung,

Konsum und Verarbeitung der Substanzen oder Verhaltensweisen ausgerichtet, die einen betäubten Zustand auslösen oder erhalten.

Jetzt kann die Lebens- und Arbeitskraft des Betroffenen gefahrlos für fremde Zwecke eingesetzt werden. Dies ist kein boshafter Vorgang. Gemacht wird, was funktioniert und solange sich niemand beschwert. Ein Leitspruch des Internets: »Don't be evil«[12] (Sei nicht böse.) bezieht sich nicht auf ein moralisches Urteil, sondern darauf, nichts zu tun, was andere für böse *halten*.

Abhängige Menschen sind leicht zu beeinflussen – und sehr stabile Kunden. Seit Beginn des Massenkonsums vor rund 100 bis 150 Jahren übt die Industrie Einfluss auf das Bildungssystem aus. Das Ziel war und ist der produktive Bürger, der genug gelernt hat, um arbeiten zu gehen, aber ansonsten seine Aktivitäten auf das Konsumieren der Produkte beschränkt, die für ihn hergestellt werden. Das System funktioniert, weil die meisten Menschen entweder von bestimmten Medien, von Substanzen oder von stimulierenden Lebensmitteln abhängig sind. Die Sucht nimmt dem Menschen seine Würde (*siebtes Chakra*) und beraubt ihn seiner Wurzeln (*erstes Chakra*). Die vertikale Lebensenergie, die für die eigene Bewusstseinsentwicklung ausschlaggebend ist, verkümmert und wird durch horizontale, emotionale und mentale Verstrickungen kompensiert.

Die Sucht nimmt dem Menschen seine Würde (*siebtes Chakra*) und beraubt ihn seiner Wurzeln (*erstes Chakra*). Die vertikale Lebensenergie, die für die eigene Bewusstseinsentwicklung ausschlaggebend ist, verkümmert und wird durch horizontale, emotionale und mentale Verstrickungen kompensiert.

Der wurzellose Mensch ist leicht zu beeinflussen. Damit er die Begrenztheit des eigenen Lebens nicht als Begrenzung erfährt, kann er sich mit vielfältigen Produkten und Dienstleistungen ablenken. Die bekanntesten Suchtmittel wie Alkohol oder Zigaretten sind dabei nur am offenkundigsten. Medikamentenabhängigkeit ist ebenso weit verbreitet, genauso wie die Abhängigkeit von Süßigkeiten oder Fast Food. Problematisch ist zudem der ungezügelte Konsum von Medien. Sie sorgen für eine Dauerberieselung des Gehirns, die nur noch wenig eigene Regungen möglich macht.

Es kann nicht darum gehen, alle diese Dinge zu streichen und wie ein Einsiedler zu leben. Die entscheidende Frage, die die Grenze zwischen Sucht und Freiheit ausmacht, lautet: Wann ist eine Entscheidung von innen heraus gewählt und wann ist sie fremdbestimmt? Und wie kann Yoga oder Meditation dabei helfen, das herauszufinden?

Manipulation oder Synergie

Der Neurologe Prof. Dr. John-Dylan Haynes hat 2008 einen interessanten Test gemacht. Er hat gemessen, welche Hirnregionen aktiv sind, wenn ein Mensch eine Entscheidung trifft. Dabei kam heraus, dass der Teil des Gehirns, der die Entscheidung ausführt (zum Beispiel um einen Arm zu heben) aktiv wird, *bevor* der Teil des Gehirns reagiert, der die Entscheidung getroffen hat. Daraus lässt sich herleiten, dass der Mensch seine Entscheidungen nicht bewusst trifft – das Bewusstsein dient lediglich dazu, Entscheidung im Nachhinein zu rechtfertigen.

Wenn wir nicht selber die Entscheidung treffen, wer tut es dann?

Hier gibt es zwei Möglichkeiten. Entweder sind wir kontrolliert und bewegen uns durch das Leben wie ein Roboter. Wir folgen dann den von außen auferlegten Grenzen und Mustern, die wir für alternativlos halten. Auszuhalten ist dieser Zustand wohl nur mit stimulierenden oder dämpfenden Substanzen oder Konsumprodukten. Oder wir sind nicht kontrolliert und bewegen uns durch das kreative Chaos, angetrieben von unserer eigenen Intuition und möglicherweise von unserer Bestimmung – wenn so etwas existiert.

In beiden Fällen ist es möglicherweise eine Illusion, dass die Menschen selbständig Entscheidungen treffen. Aber vielleicht ist das nicht so wichtig. Wichtiger ist, dass im ersten Fall keine Hoffnung auf Veränderung besteht und im zweiten Fall schon. Individuelle Entwicklung ist nur möglich, wenn Entscheidungen in unserem eigenen System reifen und nicht von außen kommen.

Der Mensch war möglicherweise noch nie so sehr Individuum wie im Augenblick. Das bedeutet, dass der einzelne sehr genau weiß, was ihn von anderen unterscheidet – möglicherweise weit mehr als das, was ihn mit anderen verbindet. In der Abgrenzung zu anderen finden wir unsere Identität. Das war früher anders. Identität maß sich daran, in welcher Gruppe man sich befand. Das moderne Lebensmotto heißt: »Ich bin, weil ich nicht das bin, was der andere ist.«

Von diesem Punkt des individuellen Bewusstseins muss ausgegangen werden, um eine Prognose für die Zukunft zu geben. Überall auf der Welt haben die alten Strukturen und Gemeinschaften nur noch wenig Bindungskraft. Dies betrifft Religionen und Staaten, aber auch Kulturgemeinschaften. Nur eine Minderheit hat sich dafür entschieden, in welchen übergeordneten Gebilden sie sich befinden. Sie wurden dort hineingeboren. Aber viele entscheiden sich zu gehen. In einem halben Jahrhundert wird es nur noch wenige Staaten geben, in denen die bisherigen Einwohner die Mehrzahl der Bevölkerung ausmachen. Mit dieser Migrationsbewegung wird sich auch das nationale Bewusstsein auflösen, das wir heute noch kennen.

Spätestens dann gibt es keinen äußeren Orientierungspunkt mehr. Es fehlt der feste Punkt, die letzte Bastion, die Stabilität, auf die man in der Not zurückgreifen könnte. Und werden die Menschen dann leichter zu manipulieren sein? Weil sie keine kulturellen Wurzeln mehr haben, wie wir sie heute noch kennen? Möglicherweise. Aber ist das ein Problem? Manipulation ist ein negativer Ausdruck eines Vorganges, den man auch positiv benennen könne, zum Beispiel mit Synergie oder einfühlsamer Lenkung.

Manipulativ ist eine Handlung, wenn eine andere Person zu etwas gebracht werden soll, was sie nicht will. Wenn die handelnde Person im Sinne der behandelten Person handelt, dann gilt das gemeinhin nicht als Manipulation, sondern als ein hinnehmbarer Eingriff – auch wenn der Betroffene dies ablehnt.

Man denke nur an einen möglicherweise notwendigen medizinischen Eingriff wie eine Impfung. Der Arzt weiß, dass die Impfung nicht nur der Person dient, sondern der medizinischen Sicherheit der Gesellschaft. Individuelle Impfschäden werden gegenüber der möglichen Ausrottung einer Krankheit abgewogen. Vor diesem Hintergrund sind Impfungen ein idealistisches Zukunftsprojekt. Die individuellen Interessen werden dem Wohl des Gesamtorganismus untergeordnet.

Dafür wird möglicherweise die öffentliche Wahrnehmung bewusst manipuliert und werden die Gefahren des Impfens verharmlost – auf die Gefahr hin, die ursprüngliche Wahrnehmungsfähigkeit der Menschen zu negieren und damit zu schädigen.

Um bei diesem Beispiel zu bleiben: Möglich wäre es aber auch, dass die Ärzte ihrer eigenen begrenzten Wahrnehmung aufsitzen und sich in der Einschätzung irren, dass es gesund ist, eine Krankheit auszurotten. Möglicherweise ist die gesamte Impfidee ein Trugschluss: Eine Suche nach Sicherheit, wo es keine Sicherheit geben kann; eine Illusion von Stabilität, die nur für wenige Generationen funktioniert, um sich dann in ihr Gegenteil zu wenden, weil die natürliche Auslese und das subtile Zusammenspiel des Immunsystems nicht mehr funktioniert. In diesem Fall ist die Einflussnahme auf das Individuum eine unangemessene Manipulation.

Es geht nicht darum, ob eine Einflussnahme offen oder versteckt ist, ob sie erkannt wird oder nicht. Es geht auch nicht darum, ob eine Einflussnahme effektiv ist oder nur schwach an der Oberfläche kratzt. Es geht darum, ob diese Einflussnahme im Sinne des Beeinflussten ist oder nicht. Diese Frage stellt sich bei jeder Gelegenheit, denn Einflussnahmen sind ein Teil jeder menschlichen Kontaktaufnahme. Immer, wenn Menschen sich austauschen, findet Einfluss statt, selbst dann, wenn alle Beteiligten versuchen, ihn zu vermeiden. Bei jedem Kontakt wird etwas synchronisiert. Die Vorstellung, dass der gegenseitige Einfluss gleichberechtigt sein muss, ist eine nette Idee, die nur selten funktioniert. Egal, wie offen eine Person für die Einflüsse von anderen ist, der eigene Einfluss kann nicht gedämpft werden. Allein der Versuch erzeugt einen Sog, der Ablehnung oder Hinwendung auslöst – und eine nachhaltige Reaktion erzeugen kann.

Es geht darum, ob diese Einflussnahme im Sinne des Beeinflussten ist oder nicht. Diese Frage stellt sich bei jeder Gelegenheit, denn Einflussnahmen sind ein Teil jeder menschlichen Kontaktaufnahme.

Ob der eigene Einfluss im Sinne des Beeinflussten ist oder nicht, ist eine Frage der eigenen Wahrnehmungsfähigkeit. Wer eine Person erkennen kann, ohne dass die eigenen Wünsche, Muster und Blockaden eine Rolle spielen, hat die Kompetenz, den eigenen Einfluss sinnvoll zu beurteilen. Infolge dieses Bewusstseins kann der Einfluss dann durch ein Abbruch des Kontaktes vermieden werden. Wer dies nicht kann, manipuliert. Und diese Manipulation kann Schäden anrichten, die nicht wieder gutzumachen sind.

Praktische Übung dazu: 17. Meditation für Wissen. Diese Meditation erzeugt eine Selbstwahrnehmung, die es leichter macht, Wissen zu speichern und aufzunehmen.

Gesellschaftliche Entropie

Es gibt einen grundsätzlichen Widersacher einer emanzipierten Entwicklung. Dieser Widersacher bekämpft die Bewusstwerdung der Menschheit ebenso wie die Bildung einer gewaltfreien, selbstbestimmten und für alle Menschen befriedigenden Kultur des gemeinschaftlichen Zusammenlebens. Die Rede ist nicht von einer konkreten Person oder einer abstrakten Struktur wie dem internationalen Finanzkapital und auch nicht von irgendwelchen Figuren einer angeblichen »Weltverschwörung«. Es ist überhaupt keine Person gemeint, sondern ein Prinzip.

In der Physik heißt dieses Prinzip Entropie. Gemeint ist die Trägheit der Materie. Wenn Materie keine Energie zugeführt wird, zerfällt ihre Struktur. Zurück bleibt Chaos. Auf der Ebene der Menschen müssen wir von einer sozialen Mechanik sprechen, die den Zerfall der Gesellschaft, wie wir sie kennen, auslöst. Dies ist das Los der Menschen im unteren Teil der Zweidrittel-Gesellschaft. Sie werden nach und nach aus der Gemeinschaft ausgeschlossen und in Armut und Bedeutungslosigkeit zerrieben. Durch Almosen und Fernsehen werden sie ruhiggestellt.

Im oberen Teil der Zweidrittel-Gesellschaft entsteht ein entgegengesetzter Prozess mit dem gleichen Ergebnis. Wenn die Materie oder eine Struktur zu schwach ist, um die zugefügte Energie aushalten zu können, zerfällt sie ebenso wie im oben genannten Beispiel. Bei zu wenig Energie sackt sie zusammen, bei zu viel fällt sie auseinander. Das Ergebnis ist das gleiche. Aufgrund der eigenen Trägheit verhindern die Gewinner der gegenwärtigen Machtverhältnisse, dass sich die Gesellschaft so reformiert, dass ein gesunder Energiefluss in alle Schichten stattfinden könnte.

Die Menschen fürchten sich vor dem Chaos – den Verlust der eigenen Stabilität. Doch das Ergebnis wird eben dieses Chaos sein, indem die Gesellschaft aufgrund ihrer Unausgeglichenheit mehr und mehr zerfällt.

Selbsttäuschung durch Verwirrung

In einer sich wandelnden Welt ist Unsicherheit ein vorherrschendes Gefühl, das viele Menschen beschäftigt. Wenn es die Möglichkeit einer Absicherung gibt, wird sie ergriffen. Dies passiert bei dem Individuum genau so wie in der Gesellschaft.

Dabei ist es den Menschen zumeist egal, ob sie sich selber belügen. Um die Kontrolle zu behalten, werden alte Denkstrukturen konserviert, auch wenn sie eigentlich nicht mehr sinnvoll sind.

Die Wahrnehmung steigt und mir ihr die Erkenntnis von der Wandelbarkeit der Dinge – und wie alles mit allem zusammenhängt. Das Selbst entwickelt sich dabei zum Gegenspieler der Realität. Der eigene Egoismus rückt in ein schiefes Licht und das Selbst versucht, sich in ein besseres zu rücken. Wenn Veränderungen anstehen, fragt es sich beispielsweise: Warum soll ich meine Macht abgeben, wenn ich sie doch halten kann? Warum sollte ich meinen Wohlstand teilen, wenn ich nicht muss? Warum sollte ich mich von einer besseren in eine schlechtere Position begeben, nur damit andere, denen es schlechter geht, besser dastehen?

Langfristige Überlegungen sind dem Selbst meist nicht vermittelbar. Strategien, die über mehrere Jahre oder Jahrzehnte oder über das eigene Umfeld hinausgehen, erfordern ein Netzwerkbewusstsein, zum Beispiel im Rahmen einer Institution oder geschult durch jahrelanges Training. Das Selbst nutzt daher eine ganze Anzahl kreativer Strategien, um sich selbst zu täuschen und Veränderungen auszuweichen.

- Oft passiert es, dass Zusammenhänge ausgeblendet werden. Durch künstlich erzeugte Verwirrung wird eine Lösung verschleppt.

- Ein weiteres häufiges Muster ist die Abwertung von anderen oder sich selbst. Andere werden abgewertet, um die eigenen Unzulänglichkeiten nicht sehen zu müssen. Oder man wertet sich selber ab, fühlt sich schlechter als der andere, um sich damit vor der Verantwortung zu drücken.
- Substanzen sorgen für ein gleichmäßiges Rauschen. Wenn die Wahrheit ans Bewusstsein klopft, nutzen viele Menschen Drogen, Stimulanzen oder auch Ablenkung durch Medien, um sich selber auszuweichen.
- Eine weitere Strategie ist die Abgrenzung nach außen. Herz und Mitgefühl werden verschlossen, um keine Angriffsfläche für die Wahrheit zu bieten.
- Intelligente Menschen entwickeln häufig eine rationale, in sich geschlossene Weltanschauung, die eine persönliche Weiterentwicklung verhindert. Sie hängen dann solange fest, bis der Körper einen intuitiven Umgang mit dem Leben einfordert.
- Dann gibt es noch die emotionale Selbsttäuschung. Gefühle wie Liebe und Bedürftigkeit werden benutzt, um sich aus der Verantwortung zu entlassen.

In einer vernetzten Welt werden sich diejenigen durchsetzen, die in der Lage sind, möglichst viele Knotenpunkte mit einzubeziehen. Das ist die Definition von Bewusstsein: Möglichst viel mit einzubeziehen. Das ist die Nahrung der Wahrnehmung.

Mit Hilfe von Bewusstseinstechnologie wie Yoga oder Meditation ist es möglich, die Selbsttäuschung zu durchschauen. Dann können die Entscheidungen getroffen werden, die möglicherweise anstehen. Die eigene Sicherheit ergibt sich aus der eigenen Wahrnehmung, wie es im »System der Selbstwahrnehmung« beschrieben wird.

Krieg und Instinkt

Am Vorabend des Ersten Weltkrieges, im Sommer 1914, diskutierte der russische Mystiker Gurdjieff mit seinen Schüler Ouspensky die Frage, ob Kriege verhindert werden können (nachzulesen in: »Auf der Suche nach dem Wunderbaren«[13]).

Auch für die heutige Zeit stellt sich die Frage: Ist der Mechanismus eines Krieges bereits in Gang gesetzt? Kann die Eskalation verhindert werden? Gurdjieff machte seinen Schüler vor hundert Jahren nicht viel Hoffnung. Er ging davon aus, dass Konflikte eskalieren, wenn die astrologische Konstellation sich entsprechend darstellt. Spannungen zwischen den Planeten bewirken demnach Spannungen in den Menschen. Haben sich die Menschen in den letzten hundert Jahren weiterentwickelt? Sind sie immer noch so stark von den Sternen beeinflusst? Es gibt eine Meditation aus dem Kundalini-Yoga, um sich vor den Einflüssen der Gestirne zu schützen.

Die Sterne können Konflikte auslösen, aber der eigentliche Grund für Krieg hat unmittelbar mit den Bedürfnissen der Menschen zu tun – oder besser, den Bedürfnissen von Männern, denn es sind zumeist Männer, die in einen Krieg ziehen. Ist Krieg unvermeidlich? Ausgrabungen aus der Zeit vor der Antike, also vor 11.000 - 6.000 Jahren, widersprechen dieser These. Aus dieser Zeit gibt es Belege von Kulturen, die ohne Waffen auskamen. Und: Die Art der Begräbnisse deutet darauf hin, dass es zu dieser Zeit andere Gesellschaftsformen gab, in denen Männer und Frauen gleich geachtet waren.[14]

Männer und Frauen in strikte Stereotype einzuteilen, ist sicherlich nicht zeitgemäß, aber es lässt sich nicht leugnen, dass es nicht nur körperliche, sondern auch mentale und energetische Unterschiede zwischen den Geschlechtern gibt. Aus der Tradition des Yoga wissen wir, dass der menschliche Körper aus zwei Hemisphären besteht, die der Sonne und dem Mond zugeordnet werden können und die bei Männern und Frauen unterschiedlich gewichtet sind. Die eher männliche Sonnenseite ist für Aktionismus zuständig, die weibliche Mondseite für Reflexion und Intuition. Beim Yoga wird angestrebt, beide Seiten miteinander in Einklang zu bringen.

Wenn das Männliche überwiegt und die weibliche Seite unterdrückt wird, sind Konflikte und Kriege möglicherweise unausweichlich. Der Kampf um Ressourcen, Einfluss und Macht überwiegt gegenüber Vernunft und Kooperationswillen. Hier gibt es einen engen Zusammenhang mit der Ausbeutung der Natur, die ebenfalls die weibliche Schöpfungskraft symbolisiert. Diese weibliche Energie, die im

Yoga *Shakti-Energie* genannt wird, benötigt nichts und niemanden, sie reproduziert sich selber. Sie ist sich selbst genug. Ihre Kraft ist vergleichbar mit der Qualität des Wassers – alles wird neutralisiert, reinigt und erneuert sich von selber. Die männliche *Shiva-Energie* ist dem Element Feuer zugeordnet. Sie bringt Licht ins Dunkel, aber sie hat auch eine große zerstörerische Kraft. Und sie kann aus sich selbst heraus nichts Neues erschaffen. Also ist Shiva rastlos und auf der Suche nach der anderen Hälfte. Da Shakti aber im Gegenzug nicht auf Shiva angewiesen ist, versucht die männliche Seite, die weibliche zu kontrollieren. Frauen wurden geschwächt und unterdrückt, damit sie keine Selbständigkeit entwickeln und ihre Macht erkennen. Gewalt und Krieg waren dabei oft das Mittel der Wahl. Wo Gewalt herrscht, findet keine Entwicklung statt. Dadurch bleiben alte Herrschaftsstrukturen erhalten. Die Gewalt reduziert die Menschen auf ihre Überlebensinstinkte: Angriff oder Flucht. Alle Schattierungen menschlichen Verhaltens werden dabei bedeutungslos. Das Fehlen von Bindungen und Verwurzelungen führt dann zu einem Strohfeuer. Kämpfer opfern sich. Alle anderen wissen nicht, was sie machen sollen und sind wie gelähmt. Sie werden von äußeren Einflüssen und Kräften – auch von dem Verlauf der Sterne – vor sich hergeschoben.

Nur das eigene Beispiel einer mutigen gewaltlosen Handlung oder einer positiven Kooperation kann Menschen dazu bewegen, aus ihrer Abhängigkeit herauszuwachsen. Dazu ist innere Unabhängigkeit notwendig. Wie kann diese erlangt werden?

Gurdjieff hat sich nicht um die Kriegsparteien gekümmert und weiter in Russland unterrichtet. Erst im vorletzten Kriegsjahr beschloss er zu fliehen und führte eine Gruppe von Schülern durch den umkämpften Kaukasus, um dem Chaos in seiner Heimat zu entrinnen. Mit dabei hatte er einen Passierschein, der von beiden Kriegsparteien unterschrieben war, von der Roten Armee auf der einen, den Weißen Monarchisten auf der anderen Seite des Schriftstücks. Damit rettete er seinen Leuten das Leben. Auch Yogi Bhajan führte einen Flüchtlingszug durch ein Kriegsgebiet. Im Jahr der indischen Teilung, 1947, rettete er die Bewohner seines Heimatdorfes durch einen langen Marsch vom späteren Pakistan auf die sichere indische Seite.

Praktische Übung dazu: 18. Meditation, wenn die Sterne dich quälen. Hierbei geht es nicht nur um astrologische Einflüsse, sondern auch um Naturphänomene, die das eigene Leben beeinflussen, zum Beispiel Alter und Geschlecht.

Innere Reinigungsprozesse in Gruppen

Die Gefahren, denen sich die Welt ausgesetzt sieht, sind nicht abstrakt, sondern konkret, und Gefühle von Zorn und Angst über diese Situation sind berechtigt. Wie die Schmerzsignale bei jedem kränkelnden Organismus dienen sie einem Zweck: Sie lösen eine Reaktion und möglicherweise eine Handlung aus. Sie erzeugen einen Leidensdruck, der stark genug sein muss, um eine Veränderung hervorzurufen.

Viele haben vielfältige Verhaltensweisen gelernt, um diesem Druck zu entgehen. Die westliche Kultur lehrt ihren Kindern, dass es eine Trennung zwischen dem Verstand und den Gefühlen gibt. Die Realität kann demnach nur durch den Verstand und Intellekt erfasst werden. Gefühle sind irrational und subjektiv und deshalb nicht vertrauenswürdig. Inzwischen ist bekannt, dass das Realitätsverständnis von der jeweiligen allgemeinen Wahrnehmungsfähigkeit abhängt. Je mehr mit einbezogen wird, desto vollständiger wird das Gesamtbild. Wenn unser Mitgefühl über den Zustand der Welt unterdrückt wird, geht ein Teil der Realität verloren. Bestimmten Meldungen wird zum Beispiel kein Glauben geschenkt. Viele Leben dabei ein Doppelleben. Einerseits geht der Alltag weiter, als sei alles in Ordnung, andererseits herrscht die ganze Zeit das vage Wissen vor, dass unsere Welt vor einem tiefgreifenden Wandel steht.

Als der Wirbelsturm Katrina die US-Millionenstadt New Orleans verwüstete, wurden die dortigen Bewohner urplötzlich mit der realen Welt konfrontiert. Die allgegenwärtige Technik konnte nicht helfen – oder schlimmer noch, verstärkte die Probleme. Ein Geschehnis unter vielen war, dass in einem Bus, der alte Menschen in Sicherheit bringen sollte, Feuer ausbrach. Der Bus brannte innerhalb von Sekunden aus, da viele Mitfahrer kleine handliche Sauerstoffflaschen bei sich hatten. Die Flaschen dienten der besseren Atmung – die Betroffenen begriffen nicht, dass sie gleichzeitig das rettende Beförderungsmittel in eine Flammenhölle verwandelten. Dieser Vorgang ist ein Symbol für die Trennung der heutigen Menschen von ihrem elementaren Ursprung. Das mangelnde Verständnis fordert an einem bestimmten Punkt seine Opfer.

Bis eine Möglichkeit gefunden wird, die quälende Realität zu erkennen und zu integrieren, wird die Wahrnehmung von den meisten Betroffenen unterdrückt. Dieser Unterdrückungsmechanismus beraubt viele der Energie, die zum Handeln und klaren Denken benötigt wird. Der Umgang mit diesen Gefühlen ist vergleichbar mit der Trauerarbeit bei einem Verlust. Die Trauer um die geliebte Person muss angenommen werden, um erstarrte Energien wieder freizusetzen. Dies hat mit der Bereitschaft zu tun, Schmerz anzunehmen und zu erleiden. Wer nicht leiden will, verliert die Verbindung zur realen Welt. Aus dem daraus folgenden inneren Chaos entsteht unter anderem der Hass auf andere durch irrationale Schuldzuweisungen.

In Gandhis gewaltfreiem Widerstand spielt die Leidens- oder Mitleidensfähigkeit eine wichtige Rolle. Sie wurde von ihm als Mittel eingesetzt, um die Gegner von ihrem Unrecht zu überzeugen. Auf der anderen Seite hilft uns diese Fähigkeit dabei, uns als Teil der Natur oder Teil der Menschheit zu fühlen, was uns Hoffnung, Sinn und innere Stärke geben kann.

Eine Schlüsselfunktion, um die Fähigkeit zum bewussten Leiden zu entwickeln, ist der Kontakt zwischen Menschen in Gruppen. In einer Gruppe bringt es unmittelbare Entlastung, über die eigenen Gefühle zu sprechen, über Ängste, Zweifel und Hoffnungen. Sinnvoll sind auch gemeinsame nicht-intellektuelle Erfahrungen wie Singen, Tanzen oder Körperarbeit. Die Auseinandersetzung mit Gefühlen in einer Gruppe gibt traumatisierten Menschen den emotionalen Halt, den sie brauchen, um zu überleben.

Persönliche Konflikte im Kleinen und Kriege im Großen haben dieselbe Ursache: Du fühlst dich mit dir selbst nicht wohl.

Persönliche Konflikte im Kleinen und Kriege im Großen haben dieselbe Ursache: Du fühlst dich mit dir selbst nicht wohl. Daraus ergeben sich zwei Möglichkeiten des

Umgangs: Entweder wird dieses Unwohlsein erlitten oder es wird auf jemand anderen projiziert. Wer innerlich angespannt ist, ist bereit zu kämpfen. Jeder Vorwand genügt. Andere werden bekämpft, weil ständig Müll im Inneren angehäuft wird, der eigentlich hinausgeworfen werden müsste. Diesem Müll müssen wir uns stellen, wir müssen ihn in uns verbrennen und dadurch Schritt für Schritt die Müllproduktion beenden. Aber das ist ein längerer Prozess, man braucht Mut, um zu warten, man darf sich nicht von der Abkürzung verlocken lassen. Es ist notwendig zu verstehen, dass jeder – bei all der Empörung über die Umstände – die Ursachen der Konflikte in sich trägt. Niemand ist besser als der andere. Das bedeutet nicht, dass keine Handlung möglich wäre. Aber es sollte eine Handlung sein, die nicht neue Ursachen für neue Konflikte schafft. Dies setzt voraus, dass sich Konfliktparteien auf Augenhöhe begegnen und in die jeweils andere Position hineinversetzen können. Joanna Macy hat hierzu einige konkrete Handlungsvorschläge publiziert.[15]

Was heute getan werden kann, ist zweierlei: Den Krieg in uns selber beginnen, um die Voraussetzungen zu schaffen, dass er irgendwann außerhalb von uns aufhören kann. Dies bedeutet, die vorhandenen Bewusstseinstechnologien zu nutzen, um den inneren Aufruhr in lebensfördernde Bahnen zu lenken. Das Leben ist hart, weil Wachstum anstrengend ist und Frustration die Evolution antreibt. Die Anstrengung, der Kampf, der lange Weg, sie geben einem scharfe Konturen, Wachstum, Erfahrung und Reife. Alle müssen durch das Feuer. Durch seinen inneren Konflikt integriert sich der Mensch. Das ist eine Technik des Informationszeitalters. Die äußeren politischen Auseinandersetzungen werden für das innere Wachstum genutzt und dadurch in ein anderes weniger verbissenes Licht gerückt.

Zum zweiten müssen die politischen Auseinandersetzungen auf eine Art und Weise geführt werden, dass niemand in seine zerstörerischen Muster zurückfällt. Der Konflikt wird geführt – mit Gewalt oder ohne Gewalt – aber eine Identifikation mit den Konflikten findet nicht mehr statt. Dadurch wird keine Aggressionen mehr auf andere projiziert. Die eigenen Handlungen sind nicht mehr triebhaft, sondern wohlüberlegt, und ihnen liegen freien Entscheidungen zugrunde.

Die Menschen werden zu Zeugen der Zerstörung, die sie nicht aufhalten können. Sie ertragen das Unausweichliche. Sie fühlen mit. Nur dann haben sie die Kapazität, die Ursachen und Wirkungen der Zerstörung zu durchschauen. Wenn sie später wieder in Aktion treten, dann wissen sie, was sie wirklich bewirken. Sie reagieren nicht mehr auf vorhandene Zustände, sondern handeln bereits im Vorfeld und an den Wurzeln der Probleme.

Für seinen gewaltfreien Widerstand Satyagraha hat Gandhi einige Regeln aufgestellt:

- Tue keinem lebenden Wesen Gewalt an.
- Lerne, keinen Hass zu empfinden, sondern Liebe.
- Identifiziere dich mit denen, für die du kämpfst, aber nicht mit dem Kampf als solchem.
- Behandle deinen Gegner so, wie du auch von ihm behandelt werden willst.
- Begegne deinem Gegner persönlich und offen.
- Beurteile deinen Gegner mit Rücksicht auf die Umstände und stelle dich selber nicht über ihn. Versuche, deinen Gegner zu verstehen.
- Provoziere keine Panikreaktion, sondern versuche, behutsam seinen Sinn zu wandeln.
- Versuche deinen Kampf so auszurichten, dass der Gegner ihn als ein Kampf gegen die Sache und nicht gegen seine Person auffassen kann.
- Nutze eine schwierige Lage des Gegners nicht aus, wenn diese nichts mit eurem Konflikt zu tun hat. Lasse ihn spüren, dass der Druck, der von euch ausgeht, nur eine Folge des Unrechts ist, dass er ausübt.
- Weite den Konflikt nicht aus, sondern versuche, ihn so konkret wie möglich zu belassen.
- Wähle Mittel, die dem Ziel und der konkreten Situation entsprechen.
- Feilsche nicht um verschiedene Ziele und Dinge, sondern konzentriere dich auf ein Ziel der Aktion.
- Sei nicht abhängig von Hilfe von außen.
- Sei bereit, all deine Kräfte und falls nötig auch dein Leben in die Sache, an die du glaubst, einzubringen – allerdings um der Sache und deiner Mitmenschen willen, nicht um des Opfers willen.

- Sage und schreibe immer nur die Wahrheit. Versuche nicht, Menschen durch Unwahrheit zu manipulieren. Verberge deine Pläne vor dem Gegner nicht. Gestehe deine Fehler ein;
- Der Gegner soll deine Worte und Taten als Ausdruck eines Wunsches nach Zusammenarbeit empfinden und nicht als Kampf auf längere Sicht.
- Entziehe dem Übeltäter das Handlungsobjekt, indem du ihm die Zusammenarbeit verweigerst (soziale Verteidigung).
- Mache keine Sabotage, sondern verweigere ihm die Zusammenarbeit.
- Falls du zu feige bist, um gewaltfrei Widerstand zu leisten, wähle lieber gewaltsames Verhalten, als dass du gar nichts tust.

Das ist Satyagraha.

Vereinigung und Trennung

Jeder Mensch lebt seine eigene Subkultur mit eigenen Werten und einem eigenen individuellen Blick auf die Welt. Alles kann auf sehr unterschiedliche Weise wahrgenommen werden. Mit Hilfe von Bewusstseins- und Heilungstechniken wie Sat Nam Rasayan ist es allerdings möglich, die Wahrnehmungsperspektive einer anderen Person exakt in sich zu spiegeln. Diese Möglichkeit deutet darauf hin, dass unser normales Verständnis von Individualität begrenzt ist. Findet die Abgrenzung zu anderen Menschen nur im Kopf statt? Ist die Vorstellung, ein Individuum zu sein, eine Illusion?

Sicherlich ist es keine Illusion, dass jeder Mensch einen eigenen Blick auf die Welt kreiert, der einzigartig ist. Dies ist eine Perspektive der Fülle und der Expansion. Unendlich viele Facetten existieren nebeneinander und übereinander. Aber ob die individuelle Facette in der Realität wurzelt, wird von den meisten Philosophen verneint. Es stellt sich die Frage, ob es ein Außen und ein Innen überhaupt gibt. Ist alles, was wir als außerhalb unserer Selbst wahrnehmen in Wirklichkeit Einbildung? Und wenn das so ist, was bedeutet dann die Existenz anderer Menschen? Auf deren Handeln haben wir im Grunde keinen Einfluss. Somit hätten wir keine Kontrolle auf die elementaren Ereignisse in unserer Umgebung. Wir sind einer Realität ausgeliefert und können weder eingreifen noch entrinnen. Die Wahrnehmung von Macht oder Ohnmacht erzeugt die dazu gehörende Realität. Getrennt zu sein bedeutet, ohnmächtig zu sein. Gleichzeitig ist die Trennung eine Voraussetzung, um Einfluss ausüben zu können. Wenn alles eins ist, gibt es keine Möglichkeit, den Dingen eine andere Richtung zu geben. Je stärker die Trennung ist, desto mehr Einflussnahme ist möglich. Da Trennung jedoch Ohnmacht erzeugt, ist dieser Einfluss ohne Wert. Vereinigung erzeugt die Empfindung von Macht. Diese Macht kann in der Vereinigung keinen Einfluss ausüben. Um also dem Bedürfnis von Einflussnahme gerecht zu werden, ist es nötig, beides miteinander zu verbinden.

Der Wunsch, durch das eigene Leben eine Veränderung in der Welt zu erzeugen, ist der sogenannte »Power Progress«.[16] Sobald die Grundbedürfnisse wie Essen, Schlafen (Wohnen) und gegebenenfalls der Sexualtrieb je nach individueller Ausprägung ausreichend befriedigt sind, kommt dieses Bedürfnis zum Tragen. In vielen Staaten der Welt wird Armut bewusst in Kauf genommen, damit die Menschen mit sich selber beschäftigt sind und ihren Power Progress auf sich selber richten müssen.

Dieser Wunsch, einen Abdruck zu hinterlassen, ist evolutionär verankert und bei Männern aus unterschiedlichen Gründen stärker ausgeprägt als bei Frauen. Nationalismus und Patriotismus sind Ausprägungen dieses Bedürfnisses, die für politische Zwecke instrumentalisiert oder missbraucht werden.

Es ist möglich, den Power Progress auszuleben, ohne sich abgrenzen zu müssen. Das funktioniert, wenn zwei wesentliche Aspekte unseres Energiekörpers miteinander balanciert sind.

Es gibt eine vertikale und eine horizontale Ausrichtung, mit der auch bei Meditationen unterschiedlich gearbeitet werden kann. Eher vertikale Meditationen gehen in die Tiefe des Bewusstseins. Horizontale Meditationen verstärken Wahrnehmung und Lebenstüchtigkeit. Das erste und siebte Chakra sind vertikal ausgerichtet. Das zweite bis sechste Chakra sind horizontal ausgerichtet. Das achte Chakra entspricht der Aura und dem Äther-Element. Es verbindet die beiden Ebenen miteinander.

Die Erkenntnis der Verbundenheit mit allem, was existiert, findet im *siebten Chakra oder zehnten Tor* am oberen Ende des Kopfes ihren Ausdruck. Das erste Chakra ist als Gegenstück dazu für die Erkenntnis zuständig, das wir Menschen Teil der grobstofflichen Materie sind, an die wir gebunden sind.

Neben der oben beschriebenen vertikalen Sicht gibt es den horizontalen Fluss, der auf den Menschen einwirkt. Hier finden die weltlichen Erfahrungen von Vereinigung und Trennung ihren Ausdruck. Wenn der horizontale Energiefluss stabil und stetig bleibt, kann eine Trennung der übrigen Chakren erfolgen, ohne dass die Verbindung zwischen den Menschen abbricht. Verbale, emotionale und energetische Konflikte können in beliebiger Anzahl und Intensität ausgetragen werden. Das Gefühl der Trennung voneinander kann unendlich sein, aber es ist vergleichbar mit zwei Planeten, die um die gleiche Sonne kreisen. Manchmal sind sie so weit voneinander entfernt, dass sie sich gegenseitig nicht erkennen können. Aber der gemeinsame Mittelpunkt wird sie doch wieder zueinander führen. Wenn allerdings das Ego, in Form von Nabel-Energie, an irgendeinem Punkt dieses Prozesses die Führung übernimmt, bricht die Verbindung unweigerlich zusammen.

Manche verschließen sich dem horizontalen Einfluss und versuchen, nur nach geistigen und höheren Werten zu streben. Sobald sie instabil werden, arbeiten sie mit all ihrer mentalen Kraft dagegen an und verlieren dabei die Leichtigkeit des Seins. Andere Menschen sind berauscht von den weltlichen Einflüssen und kümmern sich nicht um vertikale Werte. Sie bleiben in ihrer Weltsicht gefangen und können im Bewusstsein nicht wachsen. Die Verbindung zwischen den unterschiedlichen Weltsichten geschieht im Zeitalter des Internets automatisch. Dies ist ein technischer Vorgang, kalt und leidenschaftslos. Es wird eine Vereinigung erzeugt, auch wenn sich niemand einigen will. Wer sich dagegen wehrt, wird von der Realität weggespült.

Um in diesem Vereinigungsprozess den Power Progress erhalten zu können, ist ein Höchstmaß an individueller Freiheit nötig. Die formale Trennung von anderen muss absolut sein können. Das kann sie auch, solange die Verbindung zum Absoluten und zum Materiellen, also der vertikale Energiefluss, gewahrt bleibt.

Praktische Übung dazu: 19. Yogaübung für einen starken Kampfgeist. Diese Übung hilft dabei, »Sklavenbewusstsein« abzustreifen und im Angesicht des Feindes an sich selbst zu glauben.

Aufbruch der Religionen

Im Zuge der weltweiten gesellschaftlichen Veränderungen, die das Informationszeitalter und die neuen Technologien mit sich bringen, verändert sich auch der Zustand der Religionen.

Die großen Weltreligionen machen einen Öffnungsprozess durch, hin zu mehr Toleranz und Vielfältigkeit. Dieser Prozess führt zu starken Gegenbewegungen. Viele Menschen vermissen den Halt, den ihnen das Gruppenbewusstsein einer klar sich abgrenzenden Religion bietet. Durch eine Re-Animierung eines rigiden religiösen Wertekanons wird in allen monotheistischen Religionen wie dem Christentum, dem Islam und dem Judentum versucht, der Moderne zu entfliehen.

> Durch eine Re-Animierung eines rigiden religiösen Wertekanons wird in allen monotheistischen Religionen wie dem Christentum, dem Islam und dem Judentum versucht, der Moderne zu entfliehen.

Einige gehen dabei so weit, dass sie Gewalt gegen Andersgläubige propagieren und praktizieren.

Die Abgrenzung von anderen Lebenswegen erschafft eine Atempause im Anpassungsdruck des Informationszeitalters. In einer Zeit, in der alle Strukturen offengelegt werden und sich niemand vor seinen Schwächen verstecken kann, sind sich nach außen abgrenzende Gruppen sehr attraktiv. Anstatt auf das Eigene zu schauen, wird das Andere abgelehnt.

Hinzu kommt, dass mystische religiöse Elemente – zum Beispiel rituelles Beten – zur Betäubung des eigenen Bewusstseins eingesetzt werden können. Die eigene Weltanschauung wird zum alles andere prägenden Muster. Dieser Zustand ist vergleichbar mit einem Drogentrip, nur dass die Droge keine Substanz, sondern ein vital-energetisches Phänomen ist. Durch spirituelle Techniken wie permanentes Rezitieren bestimmter Textstellen aus heiligen Büchern wird in das Gehirn eine Art Stempel eingebrannt. Anschließend kann das Erlebnis von Einheit und Ganzheit mit einfachsten mentalen Mitteln immer wieder neu erzeugt werden. Besonders in Extremsituationen, in denen Gefahr für das eigene Leben besteht, wird die Religion zu einem besonderen Kick. Das nennt man einen »religiösen Trip«. Im Yoga können verwandte Techniken (zum Beispiel *Jappa-Meditationen*) genutzt werden, allerdings unter anderen Vorzeichen. Die Einwirkungen auf das Gehirn dienen hier der Öffnung des eigenen Bewusstseins und dem Zulassen von Realität. Die eigentliche meditative Praxis ist dabei nur der Türöffner für einen langwierigen Prozess aus Manifestation, Reinigung und Synchronisation.

Religionen werden zudem aus politischen Gründen instrumentalisiert. Sie werden benutzt, um die Menschen in unzeitgemäße gesellschaftliche Strukturen zu binden, sei es aus finanziellen Gründen oder aus dem Bedürfnis des eigenen Machterhalts.

Religionen werden zudem aus politischen Gründen instrumentalisiert. Sie werden benutzt, um die Menschen in unzeitgemäße gesellschaftliche Strukturen zu binden

Der Zeitgeist weist auch hier in eine andere Richtung. Religiöser Fanatismus ist eine Reaktion auf eine Entwicklung, die unumkehrbar ist. Die großen Weltreligionen wandeln sich von gruppenbindenden zu individuellen Anschauungssystemen. Sie richten ihr Augenmerk zunehmend vertikal aus – von unten nach oben und umgekehrt – und weniger horizontal auf die Auswirkung des Umfeldes ausgerichtet. Dadurch verlieren die Religionen ihre bisherige gesellschaftliche und politische Bedeutung. Mehr und mehr Menschen fühlen sich nicht mehr mit den religiösen Institutionen verbunden. Stattdessen entwickeln sie eine persönliche Beziehung zu Gott – die eine eigene Interpretation religiöser Regeln und Gebote einschließt. Sie fühlen sich nur noch Gott – oder was auch immer sie für eine höhere spirituelle Instanz halten – verpflichtet. Dadurch werden sie auf sich selber zurückgeworfen und müssen in sich selbst ihre moralischen Vorstellungen entwickeln. Dies ist viel schwieriger, als Gebote von außen anzunehmen, aber es macht gleichzeitig resistent gegenüber Gruppenzwang und Manipulation.

Eine von der institutionellen Religion befreite Person ist auf eine neue Art fanatisch. Sie ist mit sich selber im Kontakt und folgt ihren eigenen Regeln – auch wenn diese manchmal bei ihrem Umfeld anecken. Sie ist unabhängig und unkontrollierbar. Je tiefer sie in sich selber verwurzelt ist, desto weniger kann ihr von außen etwas anhaben. Dadurch wird eine moderne Auffassung von Religion zu einem Hort der sozialen Entwicklung. Künstlerische und intellektuelle Fähigkeiten können ohne lähmende Konventionen einen ganz eigenen Ausdruck finden. Die damit einhergehende Gruppen- oder Schwarmintelligenz ersetzt autoritäre Strukturen und dominante Führungspersönlichkeiten.

Das Informationszeitalter ist tendenziell ein Ort tiefer Einsamkeit – zumindest in seinen Anfängen. Wenn alte Bindungen und Seilschaften verlorengehen, fällt die soziale Orientierung schwer. Später lernt das befreite Individuum, wie sich Gruppenstrukturen alleine aus der Kraft des eigenen Willens formen können, ohne dass dafür eine gemeinsame Identität nötig ist. Andere Menschen fühlen sich angezogen, weil sie sich in einer ähnlichen Phase oder Stufe ihrer Entwicklung befinden.

Wir brauchen Gruppen, um zu wachsen. Wenn religiöse oder – was noch schneller geschieht – nationale Bindungen wegbrechen, bleibt bei vielen Angst zurück. Mit Hilfe von spirituell-energetischen Techniken wie Yoga und Meditation kann dieser Angst besser begegnet werden, da die Verwurzelung in die eigene Kraft beschleunigt wird.

Praktische Übung dazu: 20. Yogareihe für Erkenntnis und zur Entwicklung eines universellen Bewusstseins

7

Die Entscheidung für Freiheit

Die Überlegenheit der Natur über die Mechanik

Die Grundlage der modernen westlichen Industriegesellschaft war lange Zeit die technologische Weiterentwicklung. Die Förderung von Kreativität war die Voraussetzung dafür. Kreativität benötigt Freiräume und Ressourcen. Diese wurden an Universitäten und in Unternehmen zur Verfügung gestellt.

Mittlerweile wurde die Kreativität als Motor der Entwicklung durch die Produktivität abgelöst. Das herrschende Weltbild geht davon aus, dass alle Geheimnisse der Welt gelüftet sind. Technologie ist nur noch dafür da, um die Dinge zu beschleunigen; immer effektiver, immer besser sollen die einmal errungenen Strukturen funktionieren. Dies passiert durch Vereinheitlichung, Gleichschaltung und Normierung. Diese Mechanik hat sich als eigenständig agierendes Weltbild auf der ganzen Welt durchgesetzt. Sie gewährleistet, dass die Menschen so weitermachen können wie bisher, denn das Wirtschaftssystem verlangt nach Wachstum. Innovationen, die etwas einfacher machen würden, werden dabei aussortiert. Der Ausgang dieser Entwicklung ist unbekannt, aber vorhersehbar. Irgendwann kommen wir nicht mehr mit.

Wieso lassen sich die Menschen ihre Kreativität nehmen? Sie identifizieren sich mit etwas, das als hochwertig oder über ihnen stehend empfunden wird. Das schwächere System ordnet sich dem stärkeren System unter. Effektive Technologie wird als etwas Größeres und Mächtigeres als die eigene Existenz wahrgenommen. Deshalb ordnen die Menschen sich der technologischen Logik unter, auch wenn sie als unangemessen empfunden wird. In Wirklichkeit ist der Mensch der

Technik überlegen – und wird es wahrscheinlich auch immer sein. Er besitzt ein Bewusstsein, das sich nahezu unbegrenzt ausweiten kann. Mechanische Strukturen sind begrenzt. Sie können immer nur einen Teil der Realität abbilden.

Bewusstsein ist abhängig von der Komplexität des Trägersystems. Bei Computern ist das die sogenannte Hardware, insbesondere der Prozessor. Bei lebenden Wesen ist es die Leistungsfähigkeit der Körpersysteme, insbesondere das Nervensystem. Das menschliche Nervensystem besteht aus 10 Milliarden Nervenzellen, die in höchstens drei Knotenpunkten miteinander verknüpft sind. Übertragen auf einen Computer wären das 2,4 Millionen Gigabyte – mit dem Unterschied, dass das Gehirn keine statische Datenbank ist, sondern ein millionenfach vernetztes interaktives System. Mechanische Strukturen sind limitiert. Sie können nie an den Punkt des nahezu unbegrenzten Bewusstseins kommen, das dem Menschen offensteht. Höchstwahrscheinlich wird deshalb künstliche Intelligenz immer seelenlos bleiben – und aufgrund dieser Schwäche Fehler und Unfälle produzieren, für die jede Maschine – so komplex sie euch sein mag – anfällig ist.

Mechanische Strukturen sind limitiert. Sie können nie an den Punkt des nahezu unbegrenzten Bewusstseins kommen, das dem Menschen offensteht.

Menschen machen auch Fehler, aber als beseelte Wesen stehen diese Fehler in einer Beziehung zum Schöpfungsstrahl – einer höheren, ordnenden Wirkung, die von manchen als Gott, von anderen als universelle Lebensenergie bezeichnet wird. Organische Systeme nutzen jede Schwäche aus, um sie in einem anderen Zusammenhang als Vorteil zu nutzen. Jeder menschliche Fehler hat einen Bezug zur Vergangenheit und zur Zukunft des Menschen und ergibt somit einen Sinn, vergleichbar mit einer Mutation, die sich durchsetzt, wenn sich Vorteile ergeben.

Die Fehler der Natur gewährleisten ihre evolutionäre Weiterentwicklung. Organische Prozesse haben Fehler in ihrer DNS gespeichert. Es ist ein Überlebensmerkmal. Der technische Fehler ist lediglich mechanischer Natur. Er entsteht aus der Trägheit der Materie, und wenn keine intelligente kreative Kraft da ist, um den Fehler zu beheben, kommt die Mechanik früher oder später zum Stillstand. Mechanik kennt keinen eigenen Willen. Sie hat keine Werte und Normen, folgt keiner Ideologie oder Idee. Sie ist tot und wird nur von außen am Leben erhalten. Sie dient den Menschen als Werkzeug, um effektiver zu werden. Dort hat sie ihren Platz. Aber die Menschen sind wie berauscht von der Effektivität und erkennen nicht die eigentliche Quelle der Kraft. Sie projizieren ihre schöpferische Kraft in die leblose Mechanik und machen sie scheinbar lebendig. Technik wird zur neuen Religion. Suchmaschinen und Smartphones sind die neuen Götter – zumindest so lange, bis sie von der nächsten Technikinnovation abgelöst werden. Und nebenbei werden dabei die begrenzten Ressourcen des Planeten verbraucht.

Und es kommt nichts Relevantes zurück zum Menschen. Die Mechanik dient letztlich nur sich selbst und überträgt ihre blutleere Existenz auf diejenigen, die sich mit ihr identifizieren und so selber zu Robotern werden. Der mechanische Mensch hat den Bezug zum Schöpfungsstrahl verloren und dient nur noch dem mechanischen Effektivprodukt, das keine Würde und Verantwortung kennt. Dadurch verliert die Technik den Bezug zur Realität der Menschen. Damit erlischt auch der kreative Impuls. Es gibt zwar weiterhin Fortschritt und neue Technologien, aber sie haben keine materielle oder soziale Grundlage mehr und damit nur eine sehr begrenzte Lebensdauer.

Niemand rechnet mehr damit, dass Maschinen lange leben. Sie werden nicht mehr gebaut, um repariert werden zu können. Dies ist der Grund, warum Großprojekte, wie zum Beispiel der Berliner Flughafen, kaum noch zu handhaben sind. Die Technik verliert ihre Innovation und wird zur fehlerhaften Massenware. Die Menschen leiden darunter. Die Seele verkümmert. Wenn wir nur noch funktionieren, ohne eigene scheinbar chaotische Impulse setzen zu können, sind wir austauschbar. Die Frage nach dem Sinn des eigenen Lebens ist dann keine reine Philosophie, sondern bittere Realität.

Auch wenn das technische System seelenlos ist, so hat es doch eine gewisse Intelligenz, die sich aus seiner weltweiten Ausdehnung und Komplexität ergibt. Durch die Macht, die die Menschen dieser Struktur zugestehen, erhält diese Einfluss auf die menschliche Kultur. Schon heute werden Menschen als die vermeintlich schwächeren »unpassenden« Wesen durch die Technik kontrolliert. Das System ist so ausgerichtet, dass es den Menschen nicht mehr dient. Es macht ihn überflüssig. Viele dieser Überflüssigen landen dann als passive Verbraucher und Hartz-IV-Empfänger im Nirgendwo.

Der technologische Fortschritt verlangt die Manipulation der Natur und die Manipulation des Menschen als vermeintlichen Fremdkörper, der mit seiner Anfälligkeit für Krankheiten und mentalen Unabwägbarkeiten den reibungslosen Ablauf der Wirtschaftsmaschine stört. Die komplette Biotechnologie einschließlich Gentechnik ist darauf ausgelegt, die vermeintlichen Schwächen der Natur und des Menschen auszumerzen beziehungsweise zu kontrollieren. Die Unkontrollierbarkeit aber macht den Menschen als freies Wesen im Sinne des Schöpfungsstrahls aus. Und diese Unkontrollierbarkeit ist es auch, die der schönen neuen Technikwelt im Wege steht. Nur genormte Verhaltensweisen passen in das sich ausbreitende Geflecht des Fortschritts.

Der technologische Fortschritt verlangt die Manipulation der Natur und die Manipulation des Menschen als vermeintlichen Fremdkörper, der mit seiner Anfälligkeit für Krankheiten und mentalen Unabwägbarkeiten den reibungslosen Ablauf der Wirtschaftsmaschine stört.

Wer sich dort nicht anpassen kann, fällt hinten herunter und wird als überflüssig aussortiert – so, wie es heute bereits Millionen Arbeitslose und Menschen in ärmeren Regionen der Erde erfahren müssen.

In einigen Entwicklungsländern oder in totalitären Staaten werden Menschen zudem durch unmittelbaren körperlichen Zwang kontrolliert, der sich aber auch schon völlig der technischen Normierung verschrieben hat. In unseren Breiten wird diese Kontrolle durch strukturelle Abhängigkeit erreicht. Die Menschen machen sich von Technologien abhängig. Technische Zusammenhänge bestimmen den Alltag, Technik gewährleistet die Grundversorgung mit Nahrungsmitteln und Medikamenten. Moderne Medizintechnik macht die Krankheiten, die von der Technik ausgelöst werden (zum Beispiel Autoimmunkrankheiten), erträglicher. Moderne Medien machen die Menschen von sich abhängig.

Wenn die Massenmedien mit einem Schlag ihr Erscheinen einstellen würden, hätten viele Menschen ein Problem. Sie wüssten plötzlich nichts mehr mit ihrer Zeit und mit ihrer Energie anzufangen. Andere nutzen bewusstseinsorientierte Vorsorge, um die innere Anspannung und den permanenten Stress, der durch den modernen Lebensstil entsteht, auszuhalten. Sie praktizieren Yoga und befreien sich ein Stück weit von ihrer Abhängigkeit von der Technik.

Technologie und Selbstbestimmung

Noch steckt die genetische Normierung des Menschen in den Kinderschuhen, aber das kann sich bald ändern. Der Anpassungsdruck verlangt nach immer leistungsfähigeren Individuen. Durch die Schwangerschaftsvoruntersuchungen findet bereits eine genetische Auslese statt, deren Langzeitfolgen unklar sind. Ähnlich wie bei der Atomenergie oder der Produktion von künstlichen Stoffen fehlt es an Bewusstsein darüber, wie diese Eingriffe in die Natur zu bewerten sind. In Atomkraftwerken werden Stoffe wie Plutonium produziert, die auch noch in 10.000 Jahren brandgefährlich sind. Eine solche Zeitspanne ist mit dem individuellen Bewusstsein eines Menschen nicht seriös zu erfassen. In der Anti-Atom-Bewegung gibt es eine Gruppe, die sich mit diesem Phänomen auseinandersetzt, und das Konzept einer »PriesterInnenschaft« entwickelt hat, die gewährleisten soll, dass auch in ferner Zukunft Menschen über die Gefahr aufgeklärt werden, die von ehemaligen Atomfabriken ausgeht.[17]

Technologie ist die Grundlage unserer modernen Industriegesellschaft und möglicherweise auch eine wichtige Quelle der gegenwärtigen Probleme. Diese Form von Technologie hat die Eigenschaft, sich zu verselbständigen und ein Eigenleben zu entwickeln. Sie gleicht darin einem Lebewesen, das sich naturgemäß selber erhalten will. Durch die Vernetzung und die damit vollzogene gegenseitige Abhängigkeit wird der organisatorische Radius dieser Maschine immer größer. Die zunehmende Komplexität erschafft in den beteiligten Menschen – Arbeitern wie Wissenschaftlern – einen Sog, der mit einem Drogenrausch verglichen werden kann. Sie fühlen sich an die Vorgänge der Evolution erinnert und haben den Eindruck, selber Schöpfer von neuen Strukturen, Maschinen oder Wesen zu sein (wie etwa in der Gentechnik).

In Wirklichkeit ist dieses Schaffen von zweifelhaftem Wert. Die moderne Technik könnte den Menschen mehr Freiheit schenken, aber das scheint nicht ihr Ziel zu sein. Die Technik dient sich selber. Sie hat einen Selbsterhaltungsmechanismus entwickelt, der sich nicht am Wohl der Menschheit orientiert. Stattdessen wird Trägheit und Lethargie gefördert. Die Abhängigkeit der Menschen von der Technik wird stärker. Moderne industrielle Technologie ist vernetzt und vielschichtig und benötigt große Strukturen – im Zweifelsfall eine ganze Weltwirtschaft – um zu funktionieren. Die technologische Entwicklung verfolgt hier zwei gegensätzliche Stränge. Auf der einen Seite wird die Vernetzung, Effektivierung und Monopolisierung weiter vorangetrieben. Die Schattenseite dieser Entwicklung ist, dass die dazu gehörenden Kontrollsysteme immer komplexer und unübersichtlicher werden und aus dem Ruder zu laufen drohen.

Eine andere Form von Technologie macht die Menschen nicht von unbegreiflichen Organisationsabläufen abhängig, sondern dient seiner eigenen Entwicklung und Selbständigkeit. Kleinformatige (»small scale«) Technologie bezeichnet jene Technik, die ohne großen organisatorischen Aufwand von Einzelpersonen oder kleinen Gruppen von Menschen angewendet werden kann. Moderne kleinformatige Technologien sind zum Beispiel Sonnenkocher, die eine warme Mahlzeit mit Hilfe des Sonnenlichtes ermöglichen, oder neuentwickelte Anbautechniken, die in der biologischen Landwirtschaft zu höheren Erträgen ohne Spritz- und Düngemittel führen.

Während die industrielle Technologie einen Zusammenbruch der Trägerorganisation nicht überlebt, bleibt kleinformatige Technologie den Menschen erhalten – unabhängig von den äußeren Umständen.

Während die industrielle Technologie einen Zusammenbruch der Trägerorganisation nicht überlebt, bleibt kleinformatige Technologie den Menschen erhalten – unabhängig von den äußeren Umständen. Sie bildet sogar ein regelrechtes Gegengewicht zur großen Technologie, da sie deren Nutzen in ein zweifelhaftes Licht rückt – angesichts der regionalen und nachhaltigen Alternativen, die sich bieten.

Im Zuge der Bewusstseinsentwicklung der Menschheit wird der Nutzen der vorhandenen Technologie neu bewertet. Wie kann gewährleistet werden, dass sich Technologien an dem Menschen und seiner Selbstbestimmung orientieren und nicht an einem abstrakten Fortschritt ohne Ziel, Wille und Geschmack?

Das Selbstwahrnehmungssystem ist ebenfalls eine Technologie. Der Ursprungsimpuls scheint sehr alt zu sein, so alt wie Yoga. Die moderne Fassung wurde beschrieben, um dem Menschen seine Würde zurückzugeben. Diese Technologie ist von jedem Menschen ohne weiteres und sofort einsetzbar. Es ist kein Input von außen notwendig. Der Mensch bekommt ein Werkzeug an die Hand, um sich selber zu dem zu machen, der er sein will. Die Wahrnehmung gestaltet sich ihr Selbst. Dies ist ein revolutionäres Konzept. Der Mensch ist nicht mehr Opfer seiner Umwelt. Das Bewusstsein bestimmt das Sein. Die materielle Weltsicht wird in ihr Gegenteil verkehrt: Der Geist steht über der Materie. Menschen, die das Selbstwahrnehmungssystem praktizieren, werden nicht zulassen, dass eine leblose Technokratie sie beherrscht. Sie erschaffen den Fortschritt, der ihrer Wahrnehmung dient.

Der Mensch bekommt ein Werkzeug an die Hand, um sich selber zu dem zu machen, der er sein will. Die Wahrnehmung gestaltet sich ihr Selbst. Dies ist ein revolutionäres Konzept. Der Mensch ist nicht mehr Opfer seiner Umwelt. Das Bewusstsein bestimmt das Sein.

Praktische Übung dazu: 21. Meditation, um den Subtilkörper zu reinigen. Die Übung hilft dabei, dass die Einflüsse von außen nicht mehr die inneren Prozesse kontrollieren.

Das Bewusstsein des Wandels

Alles scheint extremer zu werden. Zwischen der totalen Flexibilität und der totalen Erstarrung gibt es nur wenig Spielraum. Was früher unmöglich schien, scheint jetzt möglich zu sein. Fulminante Aufstiege und totale Abstürze folgen aufeinander oder bedingen sich gegenseitig.

Deutlich wird dies zum Beispiel an der Veränderung der Kinder. Lehrer und Erzieher berichten übereinstimmend: Kinder sind in den letzten fünfzehn Jahren stärker, individueller und selbstbewusster geworden. Sie steigen auf wie kleine Raketen, das Ziel ist unbekannt. Manche stürzen ab. Es gibt wenig Graustufen, nur Schwarz und Weiß.

Und die Eltern sind genauso. Entweder stehen sie auf der Sonnenseite oder auf der Schattenseite der Gesellschaft, aber die Schatten sind tiefschwarz und werden immer schwärzer, und die Sonne strahlt hell, ohne einen Anflug von Zweifel oder Unsicherheit.

Oberflächlich betrachtet, ist dies ein soziales Phänomen. Die Reichen werden reicher und die Armen ärmer. Manche Kinder gelten als unerziehbar, anderen sind soziale Probleme unbekannt. Dieses Auseinanderdriften der Gesellschaft spiegelt sich auch im individuellen Bewusstsein der Menschen wider. Hier sind die Unterschiede nicht mit finanziellen Ressourcen erklärbar und auch nicht synchron zu diesen.

Es gibt Menschen mit Hoffnung und viel Zuversicht. Sie sind kulturell kreativ und oft auch sozialkompetent und politisch interessiert. Dann gibt es Menschen ohne Zuversicht. Sie befinden sich in einer gefährlichen Lethargie, die sie anfällig für extreme politische Positionen und Fremdenfeindlichkeit macht. Beide Positionen rücken immer weiter von einander ab, es gibt scheinbar kein Mittelfeld mehr.

Der einen Gruppe stehen alle Möglichkeiten offen, die unser Sozial- und Wirtschaftssystem bietet. Wer die Spielregeln durchschaut, kann sie für sich arbeiten lassen. Es gibt nur wenige Wünsche, die nicht durch kontinuierliches Daran-Arbeiten erfüllt werden könnten. Diese Menschen fühlen sich wirkungs-mächtig und mit der Realität im reinen. Die andere Gruppe erlebt die Realität als vorgegeben, ohne Facetten und ohne Entwicklungsmöglichkeiten. Überall sind Grenzen, die das eigene Handeln einschränken. Diese Grenzen erscheinen unüberwindbar. Ein tiefes Rundgefühl der Ohnmacht setzt sich bei diesen Menschen fest und wird an die eigenen Kinder weitergegeben.

Wer in dem begrenzten Umfeld einer mechanisierten Welt gefangen ist und keine eigenen Impulse hat, verliert den Handlungsspielraum. Die Tür fällt zu, und der Betroffene bleibt in seinem eigenen Saft zurück. Glaubenssysteme funktionieren hier nicht mehr. Glaube allein reicht nicht mehr aus, um Transformation zu erzeugen oder die Seele zu befriedigen. Es gibt keine Abhängigkeit mehr – Unterstützung muss immer wieder neu erarbeitet werden. Alles entsteht neu, in jedem Augenblick. Individuelle Möglichkeiten werden oft nicht erkannt, da sie sich außerhalb der eigenen Vorstellungskraft bewegen.

Solange die Angst vor dem Unbekannten und der Veränderung größer ist als der Schmerz, wird das alte Weltbild immer neu reproduziert. Aber dieses Weltbild hat keine Basis mehr, es ist nur ein Schatten in der Erinnerung der Menschen. Es kostet viel Energie, die Illusion aufrechtzuerhalten; so viel, dass darüber der eigentliche Lauf der Dinge verpasst werden kann. Das Wissen ist da, um zu transformieren. Aber die nackte und für viele unverständliche Realität ertragen und halten zu können, ist für viele schwierig und für einige unmöglich.

Yogi Bhajan sagte Anfang der 1980er Jahre:

> »In unserer menschlichen Relativität, in unserer Empfindsamkeit, unserer geistigen Projektion und unserer geistigen Aktivität wird es bald eine große Veränderung geben. Für die Menschheit ist es unerlässlich, achtsam und schöpferisch und mit einer Methode ausgerüstet zu sein, mit deren Hilfe geistige Energien positiv gelenkt werden können. Es wird Veränderungen und neue Trends in der Menschheit geben. Es wird zu einem grundlegenden, alles betreffenden Wandel kommen. Es ist ziemlich sicher, dass es für Leute wie euch, die ihr jetzt zwanzig oder dreißig Jahre alt seid, in zwanzig oder dreißig Jahren, wenn ihr fünfzig oder sechzig seid, eine höchst einsame Zeit sein wird. Denn es wird euch unmöglich sein, eine Beziehung zu den Jüngeren aufzubauen; es wird eine Kluft geben. Ihr werdet die Jüngeren nicht verstehen. Etwa 900 v. Chr. hatte die Menschheit dasselbe Problem. Man nennt es die ›Blaue Kluft‹, und ihr werdet es auf dieser Erde innerhalb der nächsten hundert Jahre noch einmal erleben.

»In unserer menschlichen Relativität, in unserer Empfindsamkeit, unserer geistigen Projektion und unserer geistigen Aktivität wird es bald eine große Veränderung geben. Für die Menschheit ist es unerlässlich, achtsam und schöpferisch und mit einer Methode ausgerüstet zu sein, mit deren Hilfe geistige Energien positiv gelenkt werden können.«

Die Wahrnehmungsfähigkeit des Menschen für sein eigenes Selbst wird sich erhöhen und die Fähigkeit zur geistigen Projektion wird außerordentlich aktiviert werden, während die schützenden und kanalisierenden Maßnahmen den Menschen weniger bekannt sein werden. Wenn das geschieht, dann wird das Endergebnis sein, was ich euch in einem Bild bereits erklärt habe. Da ist ein Mann, der seine Arbeit macht. Er arbeitet, aber dann hört sein Stift auf zu schreiben. Er wird für fünf Tage bezahlt, aber sein Stift wird mittendrin zu schreiben aufhören, weil er innerlich leer ist, er hat ›ausprojiziert‹. Dann wird er heimgehen, ganz einfach. Ich habe euch für ein paar Minuten in die Zukunft der Menschheit mitgenommen. Wenn euer Geist, eure Meditation und eure Empfindsamkeit vereint sein können und wenn eure Polarität als männlich und weiblich sehr klar sein wird, so dass eure Vereinigung ein schützendes Selbst erzeugt, das sich in euren Kindern manifestiert, dann seid ihr sicher. Es wird sowieso einen sehr empfindsamen Menschenschlag geben. Aber jener Menschentypus wird alles ganz klar, friedlich und ruhig wahrnehmen. Das menschliche Desaster, das möglich ist, muss vermieden werden. Das ist es, worüber wir hier sprechen.«

Quelle: A man called the Siri Singh Sahib

Selbst wenn diese Thesen falsch sein sollten, erzielen sie dennoch eine Wirkung, die Einfluss auf die Realität ausübt. Wenn sich genügend Menschen dafür entscheiden, einem anderen Weltbild als dem bisherigen ihre Unterstützung zu geben, folgt die Realität diesem Entschluss nach.

Ein gutes Beispiel für diesen Vorgang ist die Entwicklung in China und Tibet. Die Chinesen haben dort die Macht, weil sie in der Mehrheit sind und industriell weiter entwickelt waren als die Tibeter. Wenn sich nun die Menschen dafür entscheiden, dass die Kultur Tibets und insbesondere der tibetische Buddhismus einen höheren Wert hat als ein seelenloser technologischer Fortschritt, wird sich die Macht wieder verschieben. Dies wird zweifelsfrei geschehen, nur der Zeitpunkt ist unklar.

Alle Menschen sehnen sich nach Wohlstand. Materie und Besitz sind einfache sichtbare Dinge. Aber es verhält sich hier wie mit dem Eisberg, dessen Spitze aus dem Wasser schaut: Der größere Teil des Gebildes liegt unter der Oberfläche. So schauen die Menschen verwundert auf, wenn sich Krisen häufen und die Ordnung langsam aus den Fugen gerät. Die Phase des Kontrollverlustes kommt unaufhaltsam, weil die Menschen den Ursprung des Materiellen nicht verstehen.

Das ist es, was die Menschen in Zukunft erwartet: materieller Kontrollverlust. Wohlstand lässt sich nicht mehr planen, zumindest nicht mit strategischen Tricks. Der Wechsel vom stabilen in ein instabiles System ist krisenhaft, weil die meisten Menschen alles tun, um ihren Wohlstand zu verteidigen – fast um jeden Preis. Hier sehen wir also die Grundlage der großen Konflikte. Ideologien sind zu Staub zerfallen. Religionen begeistern nur noch wenige, und das sind zumeist Extremisten. Stattdessen geht es darum, materielle Ressourcen zu besitzen und auch einzusetzen. Der Unterschied zwischen der Anhaftung und der Befreiung ist hier ein schmaler Grad: Die Energie des Wohlstands lässt sich nicht kontrollieren, aber sie kann eingesetzt oder, wirtschaftlich gesprochen, investiert werden.

Die einen investieren in Überwachung, Waffen, Militär und in Schlupflöcher aller Art. Sie rennen einer zerfließenden Zeit hinterher. Vielleicht bauen sie sich Häuser, um sich darin geschützt zu fühlen. In den Häusern schließen sie sich ans Internet und ans Fernsehen an und verwechseln den Strom der Bilder mit dem Fluss des Lebens. Die anderen investieren in die Menschen.

Aber das ist nur der sichtbare Teil, der offensichtliche Zusammenhang. Genauer betrachtet, geht es um die Frage, ob die Menschen in die Lage versetzt werden, ihr Bewusstsein zu erheben, oder ob sie versacken und weiterhin als Produktionsfaktor den Reichtum von anderen mehren. Das Bewusstsein des Wandels bedeutet Kooperation. Das Wohl des einen mehrt das Wohl des anderen. Kooperation fordert von den Menschen einiges ein, zum Beispiel eine große Toleranzfähigkeit und ein Verständnis für Gruppenbewusstsein.

Die neue Macht der Zivilgesellschaft

Jede persönliche Entwicklung benötigt an einem bestimmten Punkt einen Impuls von außen. Für derartige Impulse ist die Zeit jetzt besonders günstig. Damit sind nicht die politischen und wirtschaftlichen Krisen gemeint, die unsere Zeit prägen, sondern die Möglichkeiten, die sich aus der Schwäche der etablierten Strukturen ergeben. Diese fordern und fördern die Bildung von effektiven Gruppen, Unternehmen und Kollektiven. Die damit verbundenen Möglichkeiten werden von vielen Menschen unterschätzt.

Ein Hinweis auf diese Möglichkeiten ist der derzeitige Einfluss der Zivilgesellschaft auf die politischen Entscheidungen. Der moderne Staat wird Formen finden müssen, die die stärkere Einbeziehung der Menschen in den Bürokratie-Apparat ermöglichen. Mehr und mehr wird die Politik von selbstbestimmt organisierten Bürgern beeinflusst. Da die staatlichen Strukturen dafür nicht vorgesehen sind, hat diese Entwicklung etwas Bedrohliches. Das Destabilisierende, Umstürzlerische, das Infrage-Stellen von elitären Entscheidungsprozessen oder auch der politische Ungehorsam breiten sich aus. Konservative Strukturen und Vorstellungen, seit zweitausend Jahren ein Erfolgsweg in der Politik, scheinen zum Auslaufmodell zu werden.

Noch fehlen die Vorstellungen, zu was das führen wird. Unsicherheit, Tod und Aufruhr sind eine mögliche Folge. Jene Gegenden, in denen die Autorität der Mächtigen am offensichtlichsten ist, entwickeln sich zu Keimzellen eines neuen Schwarmverhaltens, dem die etablierte Macht nur nackte Gewalt entgegensetzen kann.

Es sieht so aus, dass gerade die Verteidigungsreaktionen der Obrigkeiten die Akzeptanz des Schwarmverhaltens beflügeln. Immer mehr Menschen wollen sich nicht mehr »um des lieben Friedens willen« mit der Rolle des braven, funktionierenden Untertanen begnügen – egal in welchem Kulturkreis sie sich befinden. Nur wer die Kompetenz und Kreativität der Menschen in die Entscheidungsfindung einbinden kann, stabilisiert Systeme und Strukturen. In dem Maße wie Partizipation gelingt, steigt die politische und wirtschaftliche Macht.

Die Anti-Elite

Nun ist unsere Gesellschaft ein Kind patriachaler und autoritärer Verhältnisse. Die Herrschaftsstrukturen von Staat und Wirtschaft erzeugen materielle Zwänge. Dies sind Gebilde des *Nabelchakras* – des dritten Zentrums des Menschen – dort wo die eigene Quelle von Kraft und Macht liegt. Im Ringen um Territorium und Geld wurden und werden manipulative Techniken eingesetzt. Dies ist der Boden, auf dem wir stehen. Mächtige Struktur-Konservative stemmen sich gegen die Impulse der individuellen Selbst-Ermächtigung. Einflussreiche Menschen versuchen zum Beispiel, Yoga aus staatlichen Strukturen wie der Gesundheitsvorsorge durch die gesetzlichen Krankenkassen auszuschließen, obwohl die gesundheitlichen Vorteile unbestreitbar sind. Oftmals erinnert der Kampf um gesellschaftliche Anerkennung an einen Kampf gegen Windmühlen. Letztendlich ist es eine Frage der Zeit. Wie eine im Sturm der Gezeiten periodisch immer wieder niederbrechende Flutwelle drücken Generationen um Generationen von neuen Yogalehrern gegen die Bollwerke der alten Zeit. Dies ist eine Auseinandersetzung, die jeder einzelne Yogalehrer jede Woche von neuem führt, ohne sich darüber Gedanken zu machen.

Nach und nach sickert die Technologie des Yoga in alle gesellschaftlichen Schichten ein. Dies entspricht ihrem Wesen und dem Wesen von Kultur. Was gut ist, wird genährt und setzt sich durch. Diese Entwicklung kann zäh und langsam verlaufen, sie kann aber auch plötzlich in Fahrt kommen und quasi explodieren.

> Wer Yoga praktiziert, manifestiert in sich eine Erfahrung, die von der Welt gebraucht wird.

Wer Yoga praktiziert, manifestiert in sich eine Erfahrung, die von der Welt gebraucht wird. Dies bereitet ihn vor, um Führungspositionen in der Welt von morgen zu übernehmen. Yogi Bhajan beschrieb seine Schüler als die »Führer des neuen Zeitalters«, als Menschen, die in der Lage sind, die Last der Verantwortung zu tragen, die sich aus dieser Rolle ergibt.

Im Augenblick haben die wenigsten Yoga-Praktizierenden die Ambition, in führende Rollen in Staat oder Wirtschaft aufzusteigen und sich dem Anpassungsdruck auszusetzen, der dort herrscht. Die dort herrschenden Strukturen werden von den meisten als veraltet und hoffnungslos ineffizient wahrgenommen. Allerdings gibt es auch keine Vorstellungen, wie eine Alternative aussehen könnte, denn unser finanzieller Wohlstand ist mit diesen Strukturen verbunden.

Die Finanzkrise von 2008 hat allerdings das Ende dieser Wirtschaftsweise angekündigt. Mit dem vielbeschworenen Zusammenbruch des bisherigen Finanz- und Wirtschaftssystems wird sich auch die politische Konstellation ändern. Möglicherweise wird dabei der gesellschaftliche Einfluss von der Verfügbarkeit über finanzielle Mittel entkoppelt.

Die Ideen der Partizipation und der unmittelbaren Selbstermächtigung setzten sich langsam durch. Yoga-Praktizierende sind – neben einigen anderen – die Träger eines Kulturimpulses, der sich als der dominierende erweisen wird – bei gleichzeitig tendenzieller Ablehnung einer Führungsrolle innerhalb der Gesellschaft. Die Betroffenen werden zu einer Art Anti-Elite. Von ihrer Erfahrung und ihrem Wissen her sind sie Orientierungspunkte und Impulsgeber. Allerdings legen sie keinen Wert drauf, so etwas zu sein, und streben auch nicht an, in Positionen zu gelangen, die ihren Möglichkeiten gerecht würden.

Gleichzeitig öffnen sich die bisherigen Eliten der ganzheitlichen und spirituellen Kultur. Yoga wird hier als Stabilisierung benutzt. Das funktioniert partiell und für einen begrenzten Zeitraum. Die Hürde zum Selbst wird zweifellos niedriger. Technologien wie das Selbstwahrnehmungssystem lösen allerdings die Form auf, die einem bisher machtvollen Menschen seine Macht gegeben hat. Die Transformation zu einem Menschen, der sich dem Shuniya-Bewusstsein – quasi dem Nichts – anvertraut, ist eine hohe Hürde – und um so höher, je mehr die betreffende Person materielle Einbußen zu fürchten hat. Aber der Druck der Zeit lässt beiden, der Anti-Elite und der Elite, keine Wahl. Irgendwann wird es dann zu einer Vereinigung kommen. Die Yogis werden zur Elite. Die Elite wird zu Yogis.

Praktische Übung dazu: 22. Meditation für Zeitmanagement. Zeit richtig sortieren zu können, ist eine Schlüsselfähigkeit des Informationszeitalters.

Soziale Kompetenz als Erfolgsgarantie

Die sich vollziehende Zeitenwende kommt Frauen im besonderen Maße zugute. Die letzte Zeitperiode (rund 5000 Jahre) ist von Männern geprägt worden. Das wird sich in Zukunft ändern. Mehr und mehr Frauen besetzten die wichtigen Positionen in Staat und Gesellschaft. In den Yoga-Kursen bilden sie die große Mehrheit. Viele Ehemänner lehnen es ab, ihren Frauen zu folgen und Yoga zu praktizieren. Sie empfinden die Veränderungen ihrer Ehefrauen zwar als positiv, aber oft auch als beängstigend. Wenn man die Männer fragt, dann lehnen sie für sich selber Veränderungen im Lebensstil ab, die mit Yoga zusammenhängen können. Beispiele sind der Verzicht auf Fleisch, auf Alkohol und die damit verbundene vermeidliche »Lustfeindlichkeit«. Das Grundgefühl vieler Männer ist: »Wozu soll ich mich ändern? Ich bin richtig so, wie ich bin.« Das ist sicherlich ein angenehmes Grundgefühl. Aber eine mangelnde Flexibilität und das Festhalten am erreichten Zustand steht in einem Widerspruch zu den stattfindenden gesellschaftlichen Veränderungen.

Männer sind gegenüber den Frauen immer noch in vielen Bereichen im Vorteil. Sie haben mehr Freiheiten und auch mehr Möglichkeiten. Sie müssen sich weniger Gedanken über ihre Sicherheit und ihre Bildung machen. Sie können mit weniger Bildung in interessantere gesellschaftliche Positionen kommen. Als Mann lebt es sich entspannter. Frauen können oft nur dann im gleichen Maße entspannen, wenn es ihnen ausreicht, einen Mann zu versorgen und Kinder großzuziehen. Wenn sie weitergehende Vorstellungen vom Leben haben, müssen sie sich ziemlich anstrengen und einige Hürden überwinden. Dies macht sie leistungsfähiger und flexibler. Im Zuge des Informationszeitalters baut sich so ein großer Vorsprung gegenüber den trägeren Männern auf.

Wenn sich zukünftig Männer in Führungspositionen noch halten wollen, dann werden es solche sein, die auf vermeintlich weibliche Eigenschaften wie Kooperation und Flexibilität wert legen – sonst haben sie keine Chance, aufzusteigen. Solidarität und Loyalität sind Eigenschaften, die für die Männerbünde, die bisher die Gesellschaft geprägt haben, überlebenswichtig sind. Männerbünde sind zum Beispiel

Stammtische, Männersport in Vereinen, Burschenschaften, Vorstände von Firmen und Konzernen, politische Zirkel. Diese werden in naher Zukunft viel an Bedeutung verlieren. Sie werden ersetzt durch Strukturen der Kooperation, die auf Vertrauen basieren. Die Zugehörigkeit zu einer Gruppe – egal ob sozial, beruflich oder finanziell – bietet keinen Schutz mehr. Nur wer kooperativ, einfühlsam und intuitiv ist, kann sich getragen fühlen.

Für jeden Mann ist es darum um so wichtiger, Yoga oder Ähnliches zu praktizieren und die sogenannten »soft skills« – also soziale Kompetenz – zu erlernen. Aber solange das alte Männerbünde-System noch intakt ist, steht Yoga für viele Männer auf der falschen Seite. Der zuvor beschriebene Gegensatz zwischen hochdifferenzierter aber tendenziell nicht beherrschbarer Technik und einem intuitiven und bewussten Einsatz von physikalischer Mechanik zieht sich auch in den Bereich der Geschlechterrollen. Welche Seite wird sich durchsetzen?

Drei Formen der politischen Gestaltungsarbeit

Manche Politiker wollen Menschen kontrollieren. Sie dienen nicht den Bürgern oder vertreten deren Interessen, sondern verfolgen eigene Ziele. Ihren eigenen Erfolg bemessen sie daran, wie erfolgreich sie bei der Manipulation der Menschen gewesen sind und ihre politische Agenda durchsetzen konnten. Es stellt sich aber die Frage, ob die Manipulation einer ganzen Gesellschaft möglich ist. Ist es nicht vielmehr so, dass derjenige, der glaubt, er könnte die Menschen kontrollieren, in Wirklichkeit selber kontrolliert wird? Diese Kontrolle entzieht sich seiner Wachsamkeit, denn sie hat eine Grundlage, die viele nicht verstehen. Die Rede ist vom »kollektiven Bewusstsein«.

Ein politischer Erfolg wird Einzelpersonen gutgeschrieben und nährt ihr Ego. Letztendlich stellt sich aber die Frage, welcher Teil von ihm wirklich selbstbestimmt ist und welcher einem Trend oder dem Zeitgeistes folgt.

Gruppen bringen bestimmte Rollen und Archetypen hervor, die dann von Einzelpersonen besetzt werden. Das Energiefeld der Gruppe strukturiert sich dabei wie ein Puzzle. Wenn bestimmte Teile fehlen, entsteht der Drang, die Lücken zu füllen. Je größer eine Gruppe ist, desto umfassender, stärker und subtiler ist das Energiefeld. Führer werden dort erzeugt, wo sie benötigt werden. Oft ist diesen nicht bewusst, dass sie eine Rolle zu spielen haben, in der sie absolut austauschbar sind. Sie halten sich für unverzichtbar und sind doch nur Marionetten des kollektiven Bedarfs.

Es gibt Mittel, den Puls der miteinander verbundenen menschlichen Psychen in begrenztem Maße zu beeinflussen. Zum einen sind die äußeren Umstände von großer Bedeutung. Ob Wohlstand herrscht oder Armut und der Grad der Bildung haben Einfluss auf die Entwicklungsmöglichkeiten einer Gesellschaft. Die Bedingungen von außen können durch geschickte Politik und durch Parteien gestaltet werden, wie es im Augenblick bereits durch die parlamentarische Demokratie ermöglicht wird. Freilich kann dadurch nur eine grobe Richtung unterstützt werden. Eine Gesellschaft wird durch die äußeren Umstände in ihrem Wachstum lediglich angeregt. Ob sie dann wirklich wächst, entscheidet sich durch das Engagement der Individuen, die in der Lage sind, aus dem Strom des kollektiven Bewusstseins herauszutreten.

Nicht Politiker, sondern »Gesellschaftsarbeiter« sorgen für die Erhöhung des Bewusstseins innerhalb des Kollektivs. Sie sind öffentlich nicht wahrnehmbar, denn die Früchte ihrer Arbeit wachsen im Verborgenen. Sie sind die eigentlichen Träger der Kultur, aber sie besitzen keine förmliche Macht. Ihre Motivation speist sich alleine aus ihrem unmittelbaren Handeln und den kleineren persönlichen Erfolgen, die damit verbunden sind. Sie arbeiten in allen Bereichen der Gesellschaft, vermehrt allerdings in sozialen und gesundheitlichen Berufen und nur vereinzelt im Handel oder Gewerbe.

> Diese Bewusstseinsarbeiter halten das Niveau der Gesellschaft hoch. An manchen Orten – zum Beispiel in einigen Großstädten – sind sie die eigentlichen Träger der schöpferischen Lebensenergie, die den Menschen ermöglicht, eine Kultur und ein kollektives Bewusstsein zu bilden.

Diese Bewusstseinsarbeiter halten das Niveau der Gesellschaft hoch. An manchen Orten – zum Beispiel in einigen Großstädten – sind sie die eigentlichen Träger der schöpferischen Lebensenergie, die den Menschen ermöglicht, eine Kultur und ein kollektives Bewusstsein zu bilden. Ohne diese »Arbeit« im Verborgenen würde die Kultur der betroffenen Orte innerhalb kürzester Zeit zerfallen, da die organischen vitalen Kräfte der Erde dort keine Substanz mehr haben. In den Ballungsräumen wird das fehlende vital-energetische Feld der Erde durch die spirituelle Praxis der Bewusstseinsarbeiter ersetzt.

Aus der trägen Masse ragen die Aufrechten heraus. Sie finden sich nicht damit ab, dass die meisten Menschen sich hängen lassen. Es ist schmerzhaft, sich dem Fluss der kollektiven Psyche entgegenzustellen – besonders, wenn es unbewusst passiert. Trotzdem ist es eine Anstrengung, die immer wieder neu getan werden muss – etwa im täglichen *Sadhana*.

Dieses gesellschaftliche Engagement steht im Gegensatz zur aktiven politischen Gestaltungsarbeit, wie sie von Politikern normalerweise ausgeübt wird. Der Politiker, der die oben beschriebenen Rahmenbedingungen schafft, benötigt einen rationalen, trockenen Blick auf die Dinge. Er muss sich ebenfalls aus dem Griff des kollektiven Bewusstseins befreien, aber nicht um die Trägheit der Materie zu überwinden, sondern um strukturelle Verbesserungen durchzusetzen, ohne sich von der Trägheit der Menschen beeinflussen zu lassen. Dabei lauert die ständige Gefahr der Selbstüberschätzung und der Machtkorruption. Letztendlich endet diese Arbeit immer mit einem Opfer. Der Erfolg ist an der Heftigkeit ablesbar, mit der ein Politiker in die Wüste geschickt wird.

Es gibt noch ein drittes Politikfeld, das in diesem Wechselspiel Erwähnung finden sollte, und sich fundamental von den beiden erstgenannten unterscheidet. Dies ist der »politische Aktivist«.

Während der Politiker den Rahmen für Veränderungen schafft und der Bewusstseinsarbeiter die Grundlagen erzeugt, auf der eine Veränderungen möglich ist, ist der Aktivist derjenige, der dafür sorgt, dass sich die Gesellschaft bewegt. Im Aktivismus wird die Trägheit der Menschen überwunden. Sie begeistern sich für ihre Ziele und setzen damit die Energie frei, die eine Bewegung des Gesellschaftsorganismus auslösen kann. Auch die Aktivisten müssen aus dem kollektiven Bewusstsein heraustreten, denn dieses würde ihre Bewegungsfreiheit einschränken. Aktivismus ist die angenehmste Form der politischen Veränderung. Man merkt, dass sich etwas tut. Politiker und Bewusstseinsarbeiter brauchen vor allem viel Durchhaltevermögen und eine Motivation aus sich selbst heraus – die sich zumeist in den jungen Jahren beim Aktivismus bilden sollte.

Praktische Übung dazu: 23. Meditation, um den Geist auf einen Punkt zu bringen und sich nicht zu verzetteln.

Politische Veränderungen durch persönliches spirituelles Wachstum

Zwischen der politischen und spirituellen Identität gibt es ein Dilemma. Auf der einen Seite steht der Wunsch der Seele und des Körpers nach Harmonie und Vereinigung. Auf der anderen Seite der durch Erfahrungen und Wissen genährte Wille des Geistes nach Abtrennung von den als schlecht empfundenen äußeren Strukturen. Diese Beseitigung von lähmenden Strukturen ist notwendig. Wer sich nicht verändert, stirbt ab, denn Veränderung liegt dem Lebensfluss zugrunde. Aber eine Abtrennung scheint unvereinbar mit einer entwickelten spirituellen Identität. Beide Identitäten werden wohl weiterhin nebeneinander existieren und dann nach und nach in die Realitäten von mehr und mehr Menschen eingehen, die bereits die jeweils andere Welt integriert haben.

In der Vereinigung der politischen mit der spirituellen Identität öffnen sich neue Möglichkeiten der Gestaltungsarbeit. Dies wird eine tiefgreifende Veränderung sein, nicht nur eine Verschiebung der Machtverhältnisse.

Aus dem politischen Blickwinkel gesehen, finden bereits einige Veränderungen statt:

- Die Vorstellung eines klaren Weges mit einem eindeutigen Ziel wird aufgegeben.
- Die persönliche Betroffenheit und Verwicklung in politische Ereignisse schwächt sich ab zugunsten einer gelassenen Distanziertheit.

- Scheinbare Wahrheiten von außen werden hinterfragt und die eigene Intuition bekommt mehr Gewicht.
- Der Kick besonderer Situationen (etwa von Konfliktsituationen im Zusammenhang mit Gruppenerlebnissen wie Demonstrationen) wirkt nicht so berauschend wie noch vor einiger Zeit. Stattdessen mündet diese Gruppenenergie in wohlüberlegten Tatendrang.
- Was sich gut anfühlt, wird weiterverfolgt, auch wenn der jeweilige Nutzen nicht rational erfassbar ist.
- Die Gruppe und das Funktionieren der Organisationsstrukturen stehen im Vordergrund und überdecken den politischen Inhalt.
- Was gut ist, ist die Entscheidung jedes einzelnen, und die ist immer öfter auch sinnlich – in der Auseinandersetzung mit anderen Menschen – erfahrbar.

Diese Veränderungen sind ohne eine regelmäßige – am besten tägliche – spirituelle Disziplin nur schwer umzusetzen. Punktuell haben alle Menschen die Möglichkeit, von einem festen in einen offeneren Zustand der politischen Identität zu wechseln. Um aber die dauerhafte Etablierung einer Veränderung zu erreichen, bedarf es einer Disziplin, die die Beziehung zwischen dem Körper, dem Geist und der Seele immer wieder neu ordnet. Spirituelle Disziplinen sind zum Beispiel tägliche Körperübungen, Meditationen, Schulungen des Geistes unter Einbeziehung der Seele, aber auch Entspannungstechniken wie Tai Chi, Qi Gong und so weiter. Ohne eine spirituelle Disziplin bleibt der politische Mensch im Sumpf seiner vergangenen antrainierten Verhaltensweisen gefangen. Seine Taten folgen diesen Mustern und führen zu einer Fremdbestimmung, die in der Erfahrung der Sinnlosigkeit des eigenen Tuns endet.

All dies sind persönliche Dimensionen, die jeder einzelne für sich erleben und entscheiden muss. Aber die Vereinigung des Politischen mit dem Spirituellen führt darüber hinaus zu einer echten Veränderung der Verhältnisse – dem eigentlichen Ziel, weswegen sich der politische Mensch auf den Weg begeben hat. Paradoxerweise muss erst der egoistische Wille, die Welt auf die eine oder andere Weise formen zu wollen, überwunden werden, um den eigentlichen persönlichen Einfluss auf die Welt geltend zu machen. Wenn dieser Prozess irgendwann zu

Abschluss kommt, ohne dass die politische Identität gleich mit abgelegt wurde, vereinigt sich das Spirituelle mit dem Politischen.

Der politische Wille wird aus unseren Hirnen und Herzen geleitet und in konkrete Projekte umgesetzt, um die Reinigung des Egos schadlos zu überstehen. Er wird materialisiert: in Projekten, in Organisationen, in Gruppen, in Gebäuden, Kommunen, gemeinsamen Verwaltungen und so weiter. Diese Strukturen entstehen, um Kontinuität zu gewährleisten.

> Paradoxerweise muss erst der egoistische Wille, die Welt auf die eine oder andere Weise formen zu wollen, überwunden werden, um den eigentlichen persönlichen Einfluss auf die Welt geltend zu machen.

Dort kann die Politik überleben. Dort wird sie eingeschweißt und für kommende Zeiten konserviert. Die persönliche Transformation kann beginnen. Gedanken, Wünsche, Hoffnungen, Liebe und Hass kommen und gehen. Sie bieten keinen dauerhaften Halt im Gegensatz zu konkreten materiellen Strukturen. An einem späteren Punkt des Prozesses werden die Strukturen beseelt durch die persönliche spirituelle Transformation jedes einzelnen – kein plötzlicher Einschnitt, sondern ein langsamer, fruchtbarer Weg, der persönlich und im jeweiligen Umfeld viel auslöst.

Dies ist der Kreislauf: Wille zur Veränderung – Aufbau von kollektiven Strukturen – individuelle Transformation – Beseelung und Veränderung.

Praktische Übung dazu: 24. Meditation: keine Opposition mehr. Diese Übung stärkt die Fähigkeit zur Neutralität, die unausweichlich ist, um mit Konflikten sinnvoll umgehen zu können.

Das Yoga der Hoffnung

Hoffnung ist keine neutrale Haltung, sondern eine *Intention*. Sie versetzt das eigene Empfinden in eine positive Schwingung. Dabei ist es nicht von Bedeutung, ob die Hoffnung berechtigt ist oder nicht.

Die eigene neutrale Haltung bekommt durch die Hoffnung eine konstruktive Ausrichtung. Anschauungen, die bisher als konträr und entgegengesetzt wahrgenommen wurden, erscheinen in einem anderen Licht. Eine Einigung scheint möglich zu sein, auch wenn sie objektiv betrachtet unmöglich ist. Die Hoffnung ist dabei das Verbindungsglied, der Klebstoff, der eine Lösung erreichbar erscheinen lässt und damit neue Perspektiven öffnet.

Yoga ist eine Praxis, die alles zusammenführt: Haltung und Atem, Nerven- und Drüsensystem, das höhere Selbst mit dem animalischen Selbst. Der Yogi erzeugt in sich einen Zustand, in dem die Dinge zusammenwachsen, Aktivität und Passivität, *Sympathikus* und *Parasympathikus*, Entspannung und Fokus. Die ist die Kraft der Verbindung, auf der die Yoga-Tradition fußt.

Yoga ist eine Praxis, die alles zusammenführt: Haltung und Atem, Nerven- und Drüsensystem, das höhere Selbst mit dem animalischen Selbst. Der Yogi erzeugt in sich einen Zustand, in dem die Dinge zusammenwachsen, Aktivität und Passivität, Sympathikus und Parasympathikus, Entspannung und Fokus. Die ist die Kraft der Verbindung, auf der die Yoga-Tradition fußt.

Was individuell möglich ist, kann auch kollektiv möglich sein. Bewegungen, Völker, Gruppen und Kulturen können ebenfalls in Verbindung treten.

Durch die Yoga-Praxis werden Verbindungen im Körper geschaffen. Durch die dazugehörende Meditation werden Verbindungen im Geist geschaffen. Durch die Intention der Hoffnung werden Verbindungen zwischen Menschen geschaffen. All dies erscheint unmöglich, wenn man es zunächst betrachtet, und doch ist die Erfahrung eindeutig: Verbindung ist möglich.

Neutralität, Hingabe und bewusstes Annehmen des Fremden und Abstoßenden sind die Schlüssel dafür. Widersprüche und Spannungen müssen ausgehalten werden. Im Yoga ist es die Yoga-Haltung, die ausgehalten werden muss. Beim Kontakt zwischen Menschen ist es der Widerspruch, die Spannung und auch die daraus resultierende Verzweiflung, die ausgehalten werden muss.

Wichtig ist, dass die Menschen zunächst bereit sind, in Kontakt zu treten. Anschließend kann es zu einer Synergie kommen, bei der sich die Widerstände ineinander auflösen.

Jeder Konflikt birgt ein enormes Entwicklungspotential – wenn er zugelassen und ausgetragen wird. Wenn er unter dem Deckel gehalten wird, verwandelt er sich in eine entzündete geschlossene Wunde, die den Blutkreislauf vergiften kann. Nötig ist ein Kontakt auf Augenhöhe und in Respekt füreinander. Dann kann ein Konflikt seine reinigende Kraft entfalten.

Immer, wenn Menschen in Kontakt miteinander treten, werden sie mit Problemen konfrontiert, die sie mit sich selber haben. In einer Gruppe müssen diese Probleme als Gruppe ausgetragen werden, um arbeitsfähig zu bleiben. Deshalb ist jede Gruppe auch immer eine Selbsterfahrungsgruppe. Entscheidungsfindung in Gruppen ist eine Kunst, die gelernt sein will. In unserer Gesellschaft ist das nicht einfach, weil in der Regel in hierarchischen Gruppenstrukturen gearbeitet wird, in denen einige wenige über viele andere Entscheidungen treffen. Hier kann sich kein Gruppenbewusstsein entwickeln. Hierarchien fördern eine Kultur des Gegeneinanders, des Misstrauens und der Separation. In einer Zeit, in der immer mehr Menschen ein höheres Bewusstsein anstreben, müssen neue Lösungen im politischen und sozialen Miteinander gefunden werden. Es sind Strukturen nötig, die den Vorstellungen einer bewussten Gesellschaft entsprechen. Grundlegend sind dafür Methoden der Entscheidungsfindung, die den erwachenden Fähigkeiten der Selbstermächtigung gerecht wird, welches durch die Praxis von Kundlini-Yoga erworben und gefördert wird.

Wenn die Entscheidungsfindung stockt, weil sich zwei scheinbar unvereinbare Meinungen gegenüberstehen, gibt es zwei Möglichkeiten, wie die einzelnen damit umgehen können: Eskalation oder Geschehenlassen. Geschehenlassen bedeutet, dass der Widerstand gegen eine Lösung, die einem nicht gefällt, aufgegeben wird. Dafür ist es aber nötig, dass der eigene Unmut zum Ausdruck kam. Oftmals kann dann das Geschehenlassen den entscheidenden Impuls geben, um noch eine Lösung zu finden, die vorher unmöglich schien. Eskalation ist notwendig, wenn es keine andere Lösung mehr gibt. Unzählige Gruppen sind in dieser Situation gescheitert, weil sie nicht in der Lage waren, von der rationalen Ebene – in der sie sich festgefahren hatten – auf eine andere Ebene zu wechseln. Eine Gruppe kann sich in jeder Situation auf ihre gemeinsamen Grundlagen besinnen. Dies kann zum Beispiel eine gemeinsame Yoga-Praxis sein. Wenn einer Gruppe ihr Zentrum bewusst ist, kann sie in einer Konfliktsituation, in der die Worte versagen, darauf zurückgreifen und in Verbindung bleiben, auch wenn die Konfliktlage eine Einigung gerade nicht erstrebenswert macht. Die gemeinsame Intention der Hoffnung legt das Fundament für die spätere Einigung.

Rationalität erlaubt nur eine eingeschränkte Sichtweise auf die Dinge. Diese Lücke kann durch die Schulung der eigenen Intuition gefüllt werden – ohne wiederum auf rationale Überlegungen verzichten zu müssen, die gleichsam die Schwächen der Intuition ausgleichen können. Der menschliche Geist ist in der Lage, auf beiden Ebenen gleichzeitig zu arbeiten.

Das Problem mit der Intuition ist die eigene Unsicherheit. Um die richtige Entscheidung zu treffen, muss gefühlt werden, was gerade individuell wahr und richtig ist. Wahrheit hat immer drei Ebenen: eine individuelle, eine situative und eine universelle. Bei der Intuition geht es um die Erfahrung, was »stimmig« ist. Wenn wir davon ausgehen, dass es eine Lösung gibt, können wir sie auch erkennen. Dies setzt lediglich Übung voraus, ähnlich dem Üben von meditativen Geisteszuständen. In einer Gruppe bedeutet das, die Lösung zu finden, die für die beteiligten Menschen die bestmögliche darstellt. Diese Lösung ist »stimmig«, weil sie der Konstellation der Beteiligten entspricht. Wenn eine betroffene Person alleine wäre, wenn andere Personen beteiligt wären oder wenn es vordergründig um Weltanschauungen geht, wird die jeweilige Wahrheit sicherlich eine andere sein.

Manche Menschen misstrauen ihrer Intuition, weil sie nicht kontrollierbar ist. Sie wollen sich nicht einer Empfindung aussetzen, die sie nicht in ihrer Gewalt haben. Aber Kontrolle setzt voraus, dass es ein Objekt und ein Subjekt gibt – jemand, der kontrolliert, und jemand, der kontrolliert wird. In dieser Dualität fühlt sich der Verstand zuhause. Hier hat er seine substanzielle Berechtigung. Intuition erfordert die Hinwendung ins Unbekannte. Auseinandersetzungen werden von vielen umgangen, niemand möchte sich gerne streiten. Aber manchmal ist die Entfremdung notwendig, die aus einem Streit erwächst. Die Reibung vertieft im Falle einer Konfliktlösung die anschließende Versöhnung und schafft die Voraussetzung für gegenseitiges Vertrauen, das wiederum die Voraussetzung für eine gemeinsame intuitive Entscheidungsfindung ist. Wenn das Vertrauen enttäuscht wird, bleibt keine Wahl, als es weiter zu probieren und die Enttäuschung auszuhalten.

Das Empfinden von Stimmigkeit ist etwas Individuelles. Für jeden einzelnen Menschen kann dies komplett unterschiedlich sein. Aber der Mensch ist auch in der Lage, sein Bewusstsein zu erweitern und sich über das Individuum hinaus zu einer größeren Einheit zusammenzuschließen. Dieser Prozess passiert immer, wenn Menschen zusammenkommen oder sich strukturell oder inhaltlich verbunden fühlen. Für diese Sammlung von Menschen gibt es auch eine spezifische Wahrheit, eine richtige Antwort auf alle Fragen, in der jeweiligen Personenkonstellation und in jedem Augenblick. Diese Wahrheit erschließt sich dem Menschen, der lernt, wie er seine Intuition auch auf die Gruppe beziehen kann, der er angehört.

Also sollte die Intuition in die Entscheidungen mit einbezogen werden, gerade dann, wenn es um existenzielle Fragen geht. Alle unsere Empfindungen und Eindrücke, die wir durch die Vielzahl unserer Sinne aufnehmen, ergeben ein Gesamtbild, das sich dem geübten oder sensiblen Menschen erschließt. Sie wissen die Entscheidung sofort oder zumindest nach einigen Sekunden. Hinterher kann überlegt werden, ob die Beteiligten wirklich bereit sind, diese offensichtliche Entscheidung auch umzusetzen. Hier ist der rationale Geist gefragt, der greift mit Erfahrungswerten in die Entscheidung ein. Niemand sollte in die entgegengesetzte Falle laufen und sich zum Sklaven seiner Intuition machen, so wie er vorher Sklave des Verstandes war. Unsere Intuition ist eine Tür zur eigenen unbegrenzten geistige Kapazität, die darauf wartet, aufgetan zu werden, um das Leben zu bereichern. Diese Königin der Empfindungsmöglichkeiten sollte zurück ins öffentliche Bewusstsein treten, nicht als Herrscherin, sondern als Inspiratorin. Das Yoga der Hoffnung ist der geeignete Rahmen dafür.

Gruppenbewusstsein

Neben der individuellen Wirklichkeitserfahrung, spielt Gruppenbewusstsein eine entscheidende Rolle bei der Gestaltung von Realität außerhalb von künstlicher Technologie. Der Mensch ist ein soziales Wesen und muss sich über die Auseinandersetzung mit anderen Menschen selber erfahren.

Eine Gruppe ist ein Ort, der die Realität nicht nur der Gruppenmitglieder, sondern auch der Umgebung, in der die Gruppe wirkt, beeinflusst. Diese Form von Beeinflussung ist die einzige Form, die eine Veränderung in den Gefügen unserer Gesellschaften realistisch macht. Das Individuum hat nur begrenzte mentale Ressourcen zur Verfügung. Im Verbund mit anderen kann eine gemeinsame mentale Tiefe entstehen, die ungeahnte Möglichkeiten bietet. Durch ein gemeinsames Gruppenbewusstsein werden immense Kräfte nach innen und außen freigesetzt.

Gruppenbewusstsein entsteht nicht einfach so, wenn Gruppen zusammenkommen, sondern nur unter bestimmten Bedingungen. Es muss die Bereitschaft vorhanden sein, sich selber in Frage zu stellen und gemeinsam mit anderen durch Prozesse zu gehen, die zunächst undurchsichtig sind. Wenn diese Bereitschaft nachlässt, löst sich das Gruppenbewusstsein auf, und die Gruppe ist flüchtig. Sie benötigt dann statische Strukturen, etwa einen Ort, um den sie sich kümmert, oder einen Verein, um sich nicht zu zerstreuen. Eine Organisation wiederum ist kein Garant für Gruppenbewusstsein. Dieses wird von den beteiligten Menschen an die Gruppe verschenkt – zum Wohle aller. Dieses Geschenk kann jederzeit wieder zurückgezogen werden. Es ist eine Form von Aufmerksamkeit – Wahrnehmungskapazität – für die Gruppe.

Diese mächtige, aber sehr flüchtige Kraft wird die kulturellen und emotionalen Bindungen, wie wir sie heute kennen, ersetzen.

Das Gruppenbewusstsein oder »unsichtbare Netzwerk« basiert auf der Qualität des Bewusstseins des einzelnen. Wenn die Verbindung zustandekommt, baut sich sofort ein Sog und eine Wirkung nach außen auf. Ohne Durchhaltevermögen oder organisatorische Strukturen bricht diese Wirkung oft so schnell wieder zusammen, dass den

Menschen nicht bewusst wird, was das eigentliche Mittel zum Erfolg ist. Organisatorische Strukturen, die über kleine überschaubare Gruppen hinausgehen wollen, sollten der Quelle ihrer Existenz Rechnung tragen. Sie müssen sich an dem Bewusstsein ihrer Mitglieder nicht nur orientieren, sondern es auch fördern und unterstützen, um Bestand zu haben. Dadurch verwandelt sich das Gruppenbewusstsein nicht nur in den eigentlichen Träger der Macht, sondern es gewährleistet auch, dass keine mechanische Struktur, die nur um ihrer selbst willen existiert, Macht ausübt und Menschen kontrolliert.

Manche Menschen glauben, sie könnten Gruppenbewusstsein steuern und manipulieren. Aber Bewusstsein ist nicht manipulierbar. Manipulierbar ist der Geist, das rationale Ich, das sich quasi wie eine Glocke über das Bewusstsein stülpen kann und es dämpft. So kann es passieren, dass die Zusammenkunft von Menschen so sehr durch versuchte Manipulation und rationale Anhaftung beeinflusst ist, dass das Gruppenbewusstsein versteckt bleibt. Das Ergebnis sind unausgewogene unproduktive Treffen. Wenn versucht wird, eine Gruppe zu beeinflussen, fließt negative Energie. Positiv wird diese, wenn das Kontrollieren ein Ende findet beziehungsweise die Kontrolleure einer Mehrheit von unkontrollierten Menschen gegenüberstehen. Dann kann die Energie fließen. In dieser Situation ist der rationale Geist ein Diener, ein Vehikel für Produktivität, eingebettet in das Gruppenbewusstsein, das sich frei entfalten kann und die Aufmerksamkeit in die eine oder andere Richtung lenkt.

Ab drei Personen sprechen wir von einer Gruppe. Zwei Menschen sind ein Paar und keine Gruppe. Sie positionieren sich zu zwei entgegengesetzten Polen, ein abgeschlossenes System. Erst die dritte Person sorgt für einen Impulsschub, der das weitere Wachstum der Gruppe ermöglicht. Am Anfang kann es sinnvoll sein, eine Gruppe zu dritt vorzubereiten, um den Grundstein zu legen, der nicht von den Störungen einer Großgruppe beeinträchtigt wird. Aber wenn sich die Gruppe dann gründet, sind fünf Personen notwendig, um dauerhafte Stabilität zu gewährleisten. Sieben bis neun Personen sind die ideale Gruppengröße. Die Gruppe kann sich bequem in zwei bis drei Kleingruppen aufteilen. Trotzdem ist es möglich, produktive

Auseinandersetzungen zu führen, alle zu Wort kommen zu lassen und Entscheidungen zu treffen.

Bei mehr Mitgliedern ändert sich die Ausrichtung in der Gruppe. Die intensive persönliche Auseinandersetzung wird schwieriger. Meistens gehen derartige Auseinandersetzungen einem Teil der Gruppe, der sich als unbeteiligt empfindet, auf die Nerven, und so entstehen neue Konflikte. Ein Streit kann also eine Kettenreaktion von neuen Streitigkeiten auslösen, die die Gruppe nicht mehr tragen kann. Es müssen spezielle Gesprächstechniken eingesetzt werden, um weiterhin alle zu Wort kommen zu lassen. Möglicherweise ist eine Moderation sinnvoll.

Als mittelgroße Gruppe gelten Mitgliedsstärken von acht bis sechzehn Personen. Sie sind häufig ein Zusammenschluss mehrerer unabhängiger Kleingruppen. Derartige Gruppen haben einen Austauschcharakter und entwickeln sich natürlicherweise zu einer Informationsgruppe (A-Gruppen). Als solche kann sich die Gruppe öffnen und beliebig viele weitere Personen mit aufnehmen, aber es fällt schwer, gemeinsame Entscheidungen zu treffen.

Große Gruppen haben siebzehn bis fünfundzwanzig Mitglieder. Ohne spezielle Sprecherstrukturen oder längere Gruppenerfahrung der meisten Beteiligten ist eine Entscheidungsfindung oder Aktivitätsplanung, die alle mit einbezieht, nicht mehr möglich. Sollte es nicht schon der Fall sein, ist eine Aufteilung in Kleingruppen unumgänglich. Diese Kleingruppen (sogenannte B-Gruppen) finden sich bestenfalls inhaltlich zusammen. Sie entscheiden unabhängig voneinander und können über ein regelmäßiges gemeinsames Plenum miteinander in Kontakt stehen. Günstig sind wechselnde Treffen von Kleingruppen und Gesamtgruppe.

Größere Ansammlungen von Menschen sind streng genommen keine Gruppen mehr, weil sie nicht mehr die typischen Möglichkeiten der Auseinandersetzung bieten. Sie können »Zusammenhänge« genannt werden. In einem Zusammenhang sind bereits so viele verschiedene Richtungen und Aspekte versammelt, dass eine Fokussierung auf etwas Gemeinsames nur zeitlich begrenzt oder im Zusammenhang mit einem konkreten Projekt möglich ist. Um Entscheidungen zu treffen, muss auf Delegiertenmodelle zurückgegriffen werden. Außerdem sollte sich eine quer organisierende Meta-Gruppe bilden, die sich um den Erhalt der gemeinsamen Grundlagen kümmert (C-Gruppe). Ein kleiner Zusammenhang umfasst 26 bis 34 Personen. Er unterscheidet sich nicht von der Großgruppe, außer dass gemeinsame Entscheidungen ohne Delegiertenmodell definitiv nicht mehr möglich sind. Ein mittelgroßer Zusammenhang umfasst 35 bis 79 Personen. Dies sind zum Beispiel thematische Netzwerke oder Großprojekte. Ein großer Zusammenhang besteht aus 80 bis 340 Personen und ist entweder ein Netzwerk oder ein Dorf. Bei mehr Menschen wird nicht mehr von Zusammenhängen geredet. Falls sie sich in einem Ort organisieren, sind es entweder Dörfer und Städte beziehungsweise Quartiere innerhalb einer Großstadt, oder es sind Bewegungen.

Bewegungen sind schwer zu erfassen. Selbst bei einem fest strukturierten Großnetzwerk ist immer noch eine unbekannte Zahl von stillen Unterstützern beteiligt. Es kann zwischen kleinen Bewegungen (341 bis 1600 Personen), mittelgroßen und großen Bewegungen unterschieden werden. Mittelgroße Bewegungen bestehen aus 1601 bis 3400 Beteiligten und sind im jeden Fall unsystematisch und tendenziell chaotisch, also nicht kontrollierbar. Trotzdem können gemeinsame Entscheidungen über intuitive unsichtbare Netzwerke möglich sein. Große Bewegungen umfassen 3401 und mehr Personen. Wenn sich wirklich erst einmal so viele Menschen als Bewegung formieren, ist ihre Wirkung gesellschaftlich relevant. 3400 Menschen sind genug, um eine kulturelle Veränderung zu bewirken, sogar unabhängig von der Größe der Gesellschaft, auf die sie sich beziehen. Das wären 450 bis 500 Gruppen von sieben und neun Personen.

Können Kriege verhindert werden?

Haben wir das Potential, aus dem Kreislauf der Gewalt auszusteigen? Mit Yoga-Techniken kann das Fundament gelegt werden, um Frieden und Freiheit zu stärken, die eigentliche Entscheidung für einen Konflikt bleibt davon aber unberührt. Einige Menschen glauben, sie könnten mit Gebet oder Meditation mäßigenden Einfluss auf ihre

Umgebung ausüben, aber dass scheint mir eine Illusion zu sein. Einfluss ist ohne Zweifel möglich, aber er beschränkt sich auf das, was ein Mensch gewillt ist zu verändern. Seine inneren Überzeugungen und Werte bleiben davon unberührt. Und diese sind bei akuten Konflikten zwischen gesellschaftlichen Gruppen oder Staaten sehr unterschiedlich.

Wie an verschiedenen Stellen beschrieben, sind diese Werte im sechsten energetischen Körper des Menschen gespeichert, in der Bogenlinie. Gleichzeitig sind diese Werte der Sitz des mentalen Immunsystems, das in besonderer Weise unseren Schutz gewährleistet. Nur wenn andere Menschen sich für uns opfern, lassen wir uns darauf ein, hier etwas zu verändern. Dieses freiwillige Opfer für andere wurde von einigen großen Persönlichkeiten praktiziert, Jesus und Gandhi sind zwei der bekanntesten Beispiele dafür. Ihre Taten haben den Lauf der Geschichte verändert. Der Akt des Opfers war dabei der Auslöser, um Menschen zum Einlenken zu bewegen.

Auch Staaten haben eine Bogenlinie, es sind die kollektiven Werte. Wenn sich die Werte von zwei Staaten unversöhnlich gegenüberstehen, kommt es mitunter zu einem Konflikt. Der Konflikt selber ist nicht das Problem, er ist möglicherweise notwendig. Das Problem ist der Hass, der entsteht, wenn jemand sich nicht verändern will, aber von den Verhältnissen dazu gezwungen wird. Aus Hass wird Gewalt, und Gewalt erzeugt Angst. Die Angst stoppt den Prozess in den Menschen. Sie werden unflexibel. Wenn es soweit gekommen ist, dann ist Gegengewalt unausweichlich. Ein konstruktiver Umgang mit dem Konflikt muss also früher ansetzen, bevor die Gewalt eskaliert.

Neben den vielfältigen Methoden und Ansätzen der zivilen Konfliktbearbeitung als Alternative zu letztlich militärgestützter Politik gibt es eine Alternative, die zunächst dem Schutz der Zivilbevölkerung dient: die gewaltfreie Intervention. Die Intervention durch Drittparteien, auch als »ziviles Peacekeeping« bezeichnet, erfolgt entgegen der humanitären Intervention durch nichtstaatliche Akteure. Diese setzen dabei auf gewaltfreie Methoden wie schützende Begleitung (»accompaniment«), gewaltfreies Dazwischentreten (»interpositioning«), Monitoring und schützende Präsenz (»presence«). Die Intervention erfolgt dabei auf Einladung ziviler im Konfliktgebiet befindlicher

Akteure.[18] Das Interessante ist, dass eine solche Intervention auch einen im Entstehen begriffenen militärischen Konflikt zwischen zwei unterschiedlichen Weltanschauungen positiv beeinflussen könnte, wenn der Austausch der Zivilgesellschaft eine große Intensität erreicht.

Die Ursprungsidee der Gewaltfreien Intervention wird folgendermaßen beschrieben:

»Ziviles Peacekeeping basiert auf der aktiven Präsenz von ZivilistInnen in einem Konfliktgebiet. Es ist gewöhnlich multidimensional und verbindet Aktivitäten, die direkt der Gewaltprävention dienen, mit solchen, bei denen es darum geht, Konfliktparteien zusammenzubringen und die Fähigkeit lokaler Gemeinschaften zu stärken, Gewalteskalationen zu widerstehen.

Viele Menschen finden es schwer zu verstehen, was unbewaffnete PeacekeeperInnen in einem gewaltsamen Umfeld erreichen können. Wir sind daran gewöhnt, zu denken, dass Gewalt das einzige Mittel für Schutz sei. Es ist wahr, dass unbewaffnete ZivilistInnen keine Instrumente haben, etwas direkt zu erzwingen – sie können Angreifer nicht töten, durch Schüsse stoppen oder durch Gewaltandrohung abschrecken, was militärische Peacekeeper, unter Anrufung von Kapitel VII der UN-Charta entsandt, heute gewöhnlich dürfen und wofür sie ausgerüstet sind. Unbewaffnete PeacekeeperInnen haben jedoch ihre eigenen Quellen von Macht:

Zum einen sind sie – zumindest bis zu einem gewissen Grad, der von Ort zu Ort unterschiedlich sein mag – begrenzt gegen Gewalt geschützt, weil sie entweder besonderen Respekt erfahren oder weil die Länder oder Organisationen, die sie repräsentieren, diesen Respekt genießen. Die Tatsache, dass sie selbst (relativ) sicher sind, überträgt sich dann auf diejenigen, die sie begleiten, da ein potenzieller Angreifer riskieren würde, diese Internationalen zu verletzen oder zu töten.

Wichtig ist zum zweiten, dass es den PeacekeeperInnen gelingt, vertrauensvolle Beziehungen zu allen Konfliktparteien und zu den Menschen vor Ort aufzubauen, um wirksam zu sein. Vorbedingung dafür sind Unparteilichkeit und Unabhängigkeit von staatlichen oder anderen Partikularinteressen, seien diese ökonomischer, missionarischer oder politischer Art.

Zum dritten riskiert dieser potentielle Angreifer, dass die Internationalen die Untat der Welt berichten, was zu direkten oder indirekten Folgen für den Angreifer führen kann. Die den Angreifer unterstützenden Kräfte könnten Druck auf ihn ausüben, weil sie selbst verwundbar gegenüber internationalem Verlust an Ansehen oder Sanktionen sind. ›Die Welt schaut zu‹ ist schon oft ein mächtiger Abwehrfaktor gewesen.«[19]

Die oben beschriebene Unabhängigkeit lässt sich auch mit »Neutralität« beschreiben, einer inneren Haltung, die durch die Praxis von Yoga eine tiefe Grundlage bekommt. Diese meditative Neutralität könnte den Grundstock bilden, der ein gegenseitiges Verständnis in einem zunächst auf Abwehr und Ablehnung eingestelltem Umfeld ermöglichen kann.

Die Präsenz vor Ort kann, wenn sie massenhaft erfolgt, einem Konflikt die Grundlage nehmen. Was würde zum Beispiel passieren, wenn die Menschen im Gazastreifen beim nächsten militärischen Konflikt mit Israel den Gazastreifen als Massenbewegung verlassen und sich in die israelischen Städte begeben? Und wenn im Gegenzug die Israelis in den Gazastreifen aufbrechen, um damit das Bomben zu beenden? Eine solche Tat würde viele Opfer fordern, aber möglicherweise weniger, als der zu verhindernde militärische Konflikt. Und es würde Hoffnung geben auf einen dauerhaften Frieden.

Der militärische Konflikt in der Ostukraine ist in seinem Ursprung ein Werte- und Interessenkonflikt zwischen Russland und der EU. Vielleicht wäre es an der Zeit, dass viele FriedensarbeiterInnen aus der EU nach Russland gehen, um mit den Menschen dort über Werte und die gemeinsame Zukunft zu diskutieren und umgekehrt Russen in den Westen einladen.

Um den Mut und die Kraft für einen solches Opfer aufzubringen, ist eine Yoga- und Meditations-Praxis hilfreich. Das System der Selbstwahrnehmung sorgt dafür, dass man selber neutral bleibt und sich dabei nicht von irgendeiner Form von Propaganda einfangen lässt.

Praktische Übung dazu: 25. Meditation zum Durchhalten und um zulassen zu können

Praxis-Teil

Mit Yoga zur Selbstbestimmung

Selbstbestimmung ist ein anderes Wort für individuelle Souveränität. Das Gegenteil davon ist Abhängigkeit oder Manipulation. Die Steuerung der eigenen Wahrnehmung ist mit Hilfe der nun folgenden Meditationen und Yoga-Reihen möglich. Und diese Steuerung verspricht eine neue Dimension von Freiheit.

Gemäß den tantrischen Gesetzen der Polarität benötigt echte Freiheit die Bereitschaft zur Bindung. Nur wer bereit ist, sich ganz bewusst für Unfreiheit und Einschränkungen zu entscheiden, hat auch die Kapazität, um selbstbestimmt zu leben.

Der Yogi bindet sich auf vielen Ebenen an etwas. Zunächst bindet er sich an die Yoga-Haltung. Dieser Vorgang schafft eine Ver-Bindung zum eigenen Körper und vor allem zum Energiesystem des eigenen Körpers, das auf vielfältige Weise mit anderen Menschen und Strukturen verbunden ist. Daraus folgt die Erkenntnis, dass Selbstbestimmung nur in Abhängigkeit vom eigenen Umfeld stattfinden kann. Sie muss sich an den Menschen orientieren, die uns umgeben.

Echte Freiheit ist also mit Gestaltungsarbeit im eigenen Umfeld verbunden – zumindest, wenn wir nicht leben wollen wie ein Einsiedler in der unberührten Natur, die Lebensweise des Himalaya-Yogis: einsam in der Höhle und ohne Kontakt zur Außenwelt.

Wer das nicht will, erweitert die eigene Selbstbestimmung durch eine politische Dimension. Aus diesem Grund befasst sich dieses Buch zu großen Teilen mit der Frage, wie politische Gestaltungsarbeit in unseren Zeiten aussehen kann und wie sie sich mit einem meditativen Bewusstsein vereinbaren lässt. So schließt sich der Bogen der vorangegangenen sieben Kapitel. Am Beginn stand die Erkenntnis, dass Selbstbestimmung einen inneren Prozess und eine neutrale innere Haltung benötigt. Dem folgte die Erfahrung, dass diese Neutralität nicht nur innere, sondern auch äußere Veränderungen auslöst. Dieser Zusammenhang ist im ersten Kapitel beschrieben, in dem die unterschiedlichen persönlichen und gesellschaftlichen Möglichkeiten der Yoga-Praxis beschrieben werden. Dann wurde die besondere Bedeutung der Selbstwahrnehmung herausgearbeitet, die für ein selbstbestimmtes Leben von elementarer Bedeutung ist.

Im dritten Kapitel ging es um das Wiederfinden eines Selbstwertes, der eine Voraussetzung ist, um uns der Manipulation von außen zu entziehen.

Wer sich mit Selbstwert auseinandersetzt, kommt zwangsläufig zum Thema Angst. Im vierten Kapitel geht es darum, wie Ängste erkannt und überwunden werden können.

Das fünfte und sechste Kapitel beschreiben die inneren und äußeren Gegner, die der eigenen Selbstbestimmung im Wege stehen.

Das siebte Kapitel führt schließlich in die politische Dimension der Yoga-Praxis ein. Diese Sichtweise öffnet neue Perspektiven im eigenen Umgang mit Yoga. Die Vereinigung des eigenen Wachstumsprozesses mit dem Prozess einer erwachenden Gesellschaft ist eine hoffnungsvolle und zutiefst menschliche Aussicht und Projektion. Dies entspricht dem Ursprungsimpuls des Yoga.

Ich freue mich schon sehr darauf.

Wie die Kundalini-Yoga-Übungen benutzt werden

Diese Übungen sind Kundalini-Yoga-Meditationen oder Übungsreihen, die (bis auf eine) von Yogi Bhajan (1929 - 2004) unterrichtet wurden. Sie haben die Kraft, Verhaltensweisen und gedankliche Muster zu ändern. Um zu wirken, müssen sie exakt und präzise ausgeführt werden, so wie sie in den Texten beschrieben sind. Wenn nicht anders empfohlen, ist es am besten, eine Meditation am Tag zu machen, und zwar für vierzig Tage. Diese Zeitspanne ist nötig, um eine Gewohnheit zu lösen. Wenn eine Meditation nur einmal gemacht wird, ist sie ein inspirierender Einschnitt in den Alltag, aber eine dauerhafte Veränderung ist nicht zu erwarten.

Zu Beginn ist es bei allen Kundalini-Yoga-Übungen üblich, sich auf die Führung des inneren Lehrers einzustimmen. Setze dich dazu in den Schneidersitz mit geradem Rücken, schließe die Augen und singe das *Mantra* (indisches Klangwort) ONG NAMO GURU DEV NAMO mit einem Atemzug.

Die Bedeutung ist: »Ich verneige mich vor der Überwindung der Dunkelheit (GU = Dunkel, RU = Hell), ich verneige mich vor dem

Lehrer in mir.« Wiederhole das noch zwei Mal. Jetzt kann die Meditation beginnen. Zum Ausstimmen singe das Mantra SAT NAM, mit langem SAT und kurzem NAM in einem Atemzug. Die Bedeutung ist: Wahrheit (SAT) ist mein Name (NAM). Wiederhole das noch zwei Mal.

Weitere Informationen findest du auf der Webseite: www.yoga-infos.de

Das Kundalini Research Institute (KRI)

Dieses von Yogi Bhajan gegründete Institut mit Sitz in den USA wacht darüber, dass die Übungsreihen und Meditationen exakt so unterrichtet werden, wie sie von Yogi Bhajan vorgegeben wurden. Dadurch ist gewährleistet, dass die Technologie nicht verwässert oder im Laufe der Jahre und Jahrhunderte ihre ursprüngliche Wirkung verliert.

Es passiert sehr schnell, dass Übungen verändert werden, insbesondere, wenn sie ein bewusstseinsveränderndes Potential haben. Kleine Veränderungen können große Folgen haben. Wenn zum Beispiel die Hände bei der Meditation Nr. 6 – für die Bogenlinie – nicht vor der Stirn vorbeigeführt werden, bleibt die Wirkung auf das *Dritte Auge* aus, und die Meditation verliert ihre Kraft. Wenn eine Person genau in diesem Bereich ein Problem hat, und nicht aufmerksam damit umgeht, ist eine Veränderung der Meditation ein kleiner Schritt, der häufig passiert. Durch ungünstige Umstände wird die Meditation möglicherweise von eben dieser Person falsch unterrichtet und verbreitet sich dadurch unkontrolliert weiter. Irgendwann wird sie dann falsch aufgeschrieben und ist plötzlich tausendfach publiziert im Umlauf.

Das Kundalini Research Institut wacht darüber, dass das Wissen über die Ursprungsvariante erhalten bleibt. Denn Kundalini-Yoga soll auch in hundert, tausend oder zehntausend Jahren noch funktionieren.

Im Folgenden werden 25 Meditationen und Übungsreihen vorgestellt. Nicht bei allen konnte die exakte Quelle nachvollzogen werden. Aber bei allen ist sich der Autor sicher, dass es sich um Originale aus der Tradition des Kundalini-Yoga handelt.

Wenn *Mantras* benutzt werden, ist ein Link angegeben, wo das Mantra angehört und heruntergeladen werden kann.

1. Meditation für das Wahrnehmungssystem

Yogi Bhajan, 21.08.2000, Espanola USA #NM0357

Sitze gerade in der einfachen Sitzhaltung.
Die Augen fokussieren die Nasenspitze.

Lege die linke Hand auf die rechte Hand, um ein Dreieck vor dem Herzzentrum zu bilden, die Arme sind parallel zum Boden, die Handflächen zeigen nach unten.

Mache ein O aus deinem Mund und atme sehr tief und lang ein. Atme durch die Nase aus.

Beobachte, wie stark und entspannt du sein kannst. Benutze deine Beständigkeit und deine Standfestigkeit. Aktiviere deine Sinne. Verwirkliche.

31 Minuten.

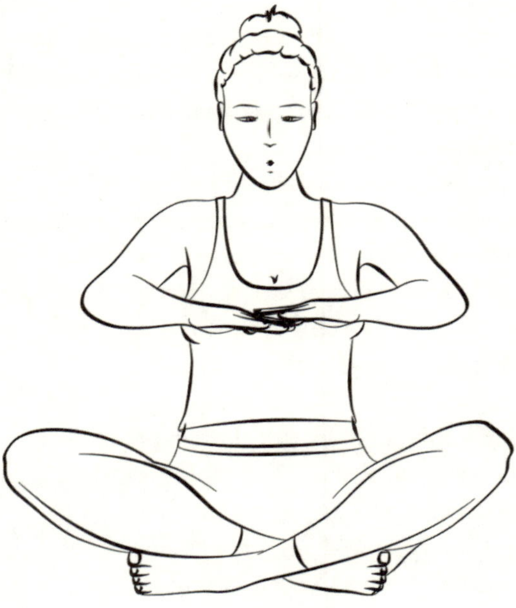

2. Meditation: Die Jupiter-Finger Chakra Meditation, um Traumata zu verarbeiten

Quelle: Shannahoff Khalsa, Kundalini Yoga Meditation, S. 227
https://www.youtube.com/watch?v=2vGWVBfa2wc

Diese Meditation unterstützt alle, die an ihrer Vergangenheit festhalten und sich davon befreien wollen.

Sitze gerade. Die Augen sind geschlossen.

Lege deine linke Hand auf deine Brustmitte, die Finger zeigen nach rechts.

Strecke den Zeigefinger deiner rechten Hand aus, die übrigen Finger werden vom Daumen unten gehalten.

Berühre nun beim Singen des Mantras mit dem Zeigefinger folgende Punkte:
SĀ: die Mitte deiner Unterlippe;
TĀ: deine Nasenspitze;
NĀ: den rechten äußeren Augenwinkel;
MĀ: den Punkt zwischen deinen Augenbrauen (Drittes Auge).

Im nächsten Durchgang berühre statt des rechten Augenwinkels den linken äußeren Augenwinkel.

Danach wechsle erneut. Ein Durchgang dauert 4 - 5 Sekunden.

Musik zum Beispiel: www.mantradownload.com/de/sa-ta-na-ma-weisses-tantra-yoga-version.html

Am Ende: Atme ein und fühle dein »Inneres Kind«. Dann atme aus.

Atme ein, halte und sieh dich als Kind in deinem Herzen, dort wo deine linke Hand liegt. Atme aus.

Wiederhole das noch einmal und segne das Kind, das du siehst; sei das Kind. Atme aus.

Maximal 33 Minuten.

3. Yogareihe: Selbstkontrolle durch entfaltete Feinfühligkeit

Yogi Bhajan, 25.09.1985, veröffentlicht in: »Self knowledge, KRI, USA«

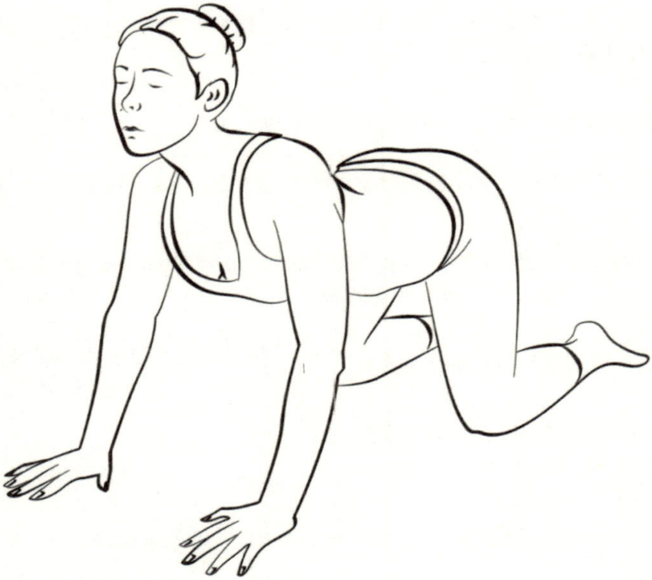

1. Komme in die Kuh-Position (auf vier Füßen stehen wäre so etwas wie der abwärtsschauende Hund).Die Arme sind schulterbreit, die Beine hüftbreit in einem 90-Grad-Winkel aufgestellt. Die Wirbelsäule ist nach unten durchgebogen, der Kopf aufgerichtet.

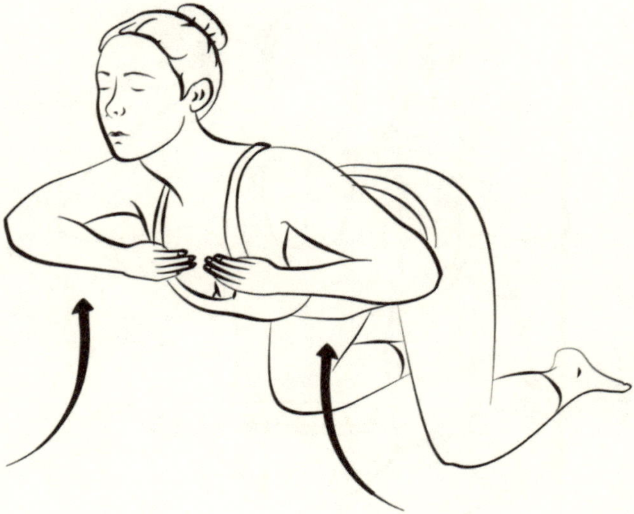

Aus dieser Position bringe beide Hände schnell zu deiner Brustmitte, berühre den Körper und anschließend wieder zurück zum Boden. Halte dabei die Stellung bei. Bewege den Körper nicht.

4 Minuten. Zur Stärkung des Nervensystems.

2. Sitze in der einfachen Haltung. Benutze beide Hände, um abwechselnd rhythmisch auf den unteren Rücken zu schlagen. Bewege dich schnell. 2 Minuten

3. Benutze die Fäuste, um auf die Nierenpunkte zu schlagen, die links und rechts neben der unteren Wirbelsäule liegen. Bewege dich schnell aber schlage nicht zu hart zu. 2 Minuten

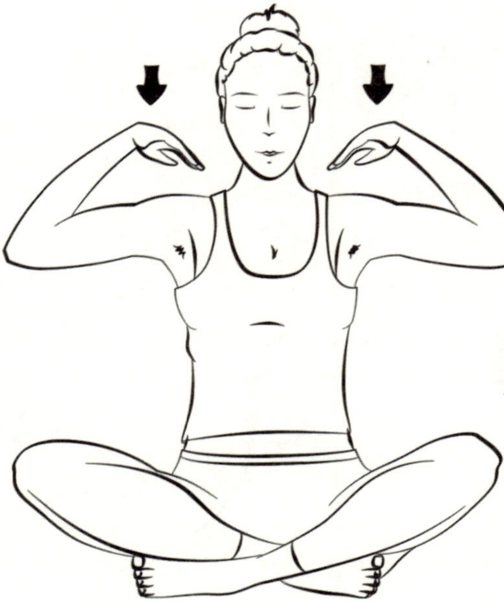

4. Komme in die einfache Haltung. Schlage mit den Handflächen fest und gleichzeitig auf die Schultern. 1,5 Minuten

5. Mache Fäuste und stimuliere deinen Nabelbereich. 1 Minute

6. Stimuliere mit den Fäusten den gesamten Brustbereich. 1 Minute

7. Sitze mit ausgestreckten Beinen und schlage mit den Handflächen auf deine Knie. 30 Sekunden.

8. Sitze mit zum Brustkorb angezogenen Knien und schlage mit den Handflächen auf deine Fußrücken. 30 Sekunden

9. Schlage abwechselnd mit den Handflächen auf deine Handrücken. 1,5 Minuten

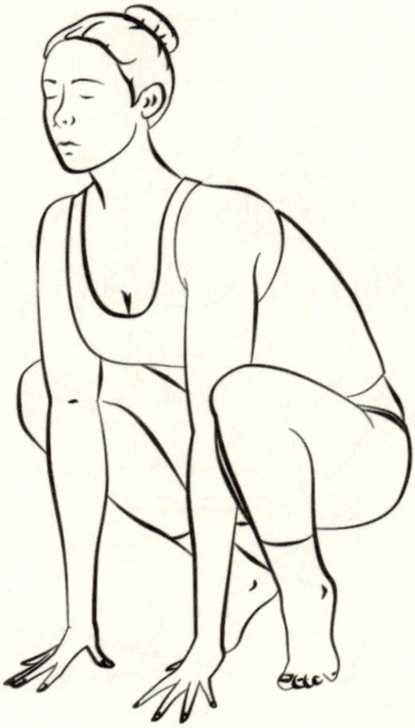

10. Komme in die Frosch-Position und springe auf und ab. 3,5 Minuten. Dies justiert den ganzen Körper.

11. Lege dich auf den Rücken und entspanne dich. 11 Minuten. Stehe dann auf und strecke deinen Körper.

4. Meditation: Zur Öffnung des Dritten Auges

Yogi Bhajan am 03.07.1995 LA827

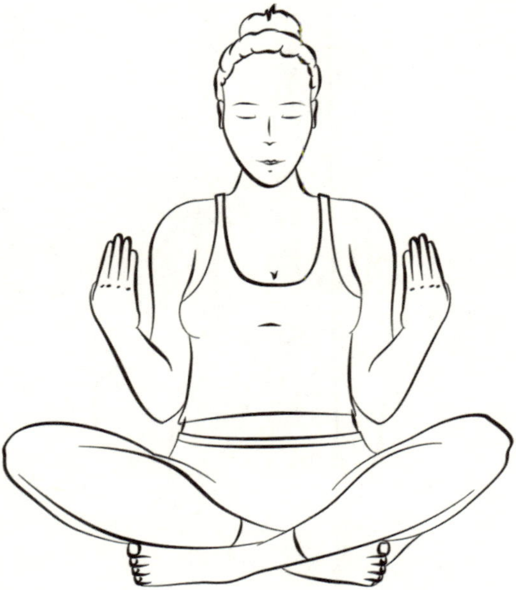

Einfache Haltung, Augen sind geschlossen, der Fokus liegt auf der Nasenspitze.

Die Hände sind etwas unterhalb der Höhe des Herzens, links und rechts an den Seiten, etwa 20 Zentimeter vor dem Körper. Die Handflächen zeigen in empfangender Haltung nach oben.

Du stellst dir vor, deine Augen liegen am Hinterkopf und du schaust durch den Kopf nach vorne auf die Nasenspitze.

Atme lang und tief. Atme ein, halte, atme aus, halte, etc.

Lausche dabei dem **GURŪ RĀM DĀS** Mantra von Singh Kaur.
www.mantradownload.com/de/guru-ram-das-singh-kaur.html

11 Minuten

Zum Abschluss: Atme ein, schließe die Augen, lege deine Hände auf die Brust und drücke sie fest dagegen, halte dabei den Atem an, dann atme aus. Atme ein, lege deine Hände auf den Nabelpunkt und drücke sie fest dagegen, halte dabei den Atem an, dann atme aus. Atme ein, lege deine Hände seitlich an die Rippen und drücke sie fest dagegen, halte dabei den Atem an, dann atme aus.

5. Meditation, um Konflikte mit der Erde aufzulösen

Yogi Bhajan am 31.01.1996 LA860

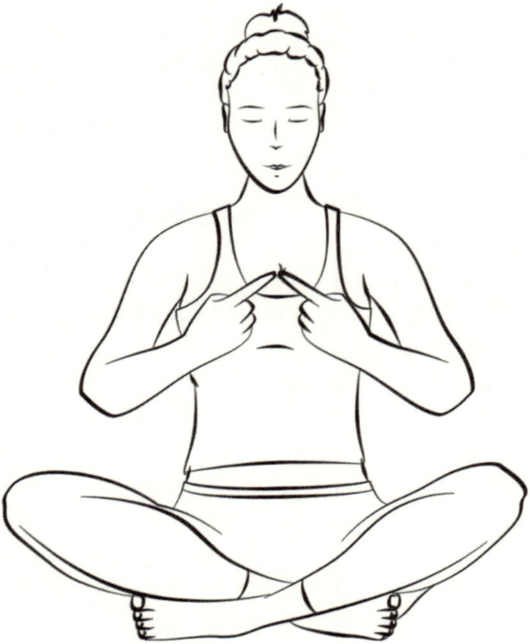

Hilfreich bei Allergien und Problemen mit Erdung/Wohlstand/Sicherheit.

Sitze im einfachen Sitz auf der Erde. Die Augen sind geschlossen, der Rücken ist gerade.

Singe das Mantra:
SAT NĀM
SAT NĀM
WĀHE GURŪ
WĀHE GURŪ

(Die Bedeutung des Mantras: **Sat** = das Wahre, **Nām** = Identität, **Wāhe** = Extase, **Gurū** = Weg vom Dunkeln zum Licht.)

www.mantradownload.com/de/sat-nam-wahe-guru-jagjeet-singh.html

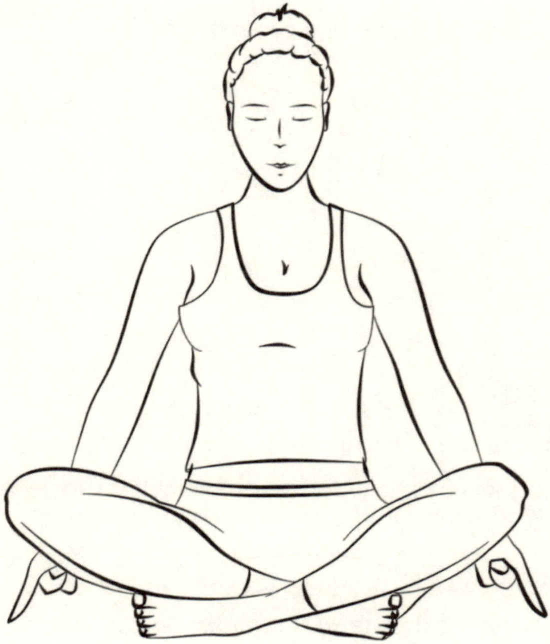

Die Zeigefinger sind gerade und fest ausgestreckt, die restlichen Finger werden eingerollt und mit dem Daumen gehalten.

Jeweils wenn du **SAT** bzw. **WĀHE** singst, berühren sich die Zeigefinger über dem Kopf. (Gurudev Singh[21] hat diese Meditation in der Variante unterrichtet, dass sich die Finger auf Herzhöhe treffen). Bei **NĀM** und **GURŪ** berühren die Zeigefinger die Erde rechts und links vom Körper.

22 Minuten

6. Meditation für die Bogenlinie – Gyan Chakra Kriya

Yogi Bhajan am 19.02.1996

Einfache Haltung, die Augen sind geschlossen.

Die Hände sind in Gyan Mudra – Daumen und Zeigefinger berühren sich. Sie werden auf Brusthöhe vor dem Körper gehalten.

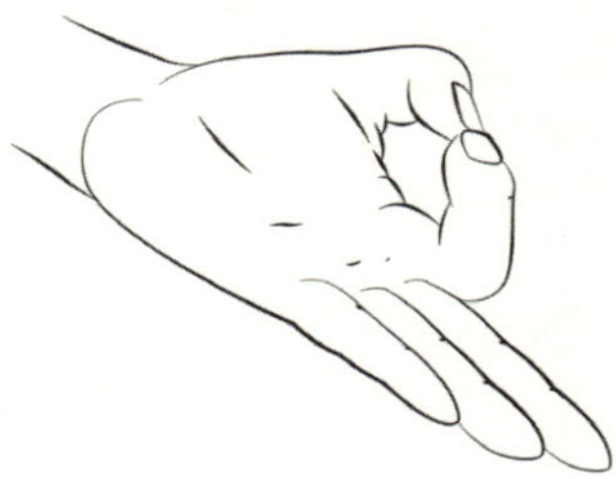

Singe das *Mantra*:

SAT NĀM
SAT NĀM
WĀHE GURŪ
WĀHE GURŪ

www.mantradownload.com/de/sat-nam-wahe-guru-jagjeet-singh.html

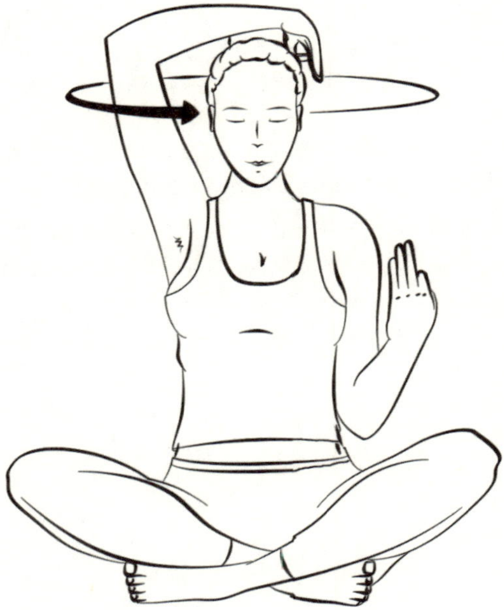

Eine Hand streicht bei jedem SAT NĀM bzw. WĀHE GURŪ einmal auf Stirnhöhe um den Kopf, so als würde sie an der Hutkrempe entlangstreifen. Die Hände wechseln nach jeder Runde.

Dabei wird die Hand von vorne, vor dem Gesicht, einmal um den Kopf geführt. Die rechte Hand streift gegen den Uhrzeigersinn um den Kopf herum, die linke Hand im Uhrzeigersinn. Eine Armbewegung pro Sekunde.

Durch die Bewegung wird das ***Dritte Auge*** in der Stirnmitte stimuliert.

11 Minuten
Die letzten 30 Sekunden bewege dich so schnell wie möglich.

Zum Abschluss: Atme ein und strecke Arme und Wirbelsäule so weit es geht nach oben. Halte 10 Sekunden, atme aus, und wiederhole das noch zweimal. Während der letzten Streckung drehe den Körper sieben Mal nach links und rechts, dann komme zur Mitte und atme aus.

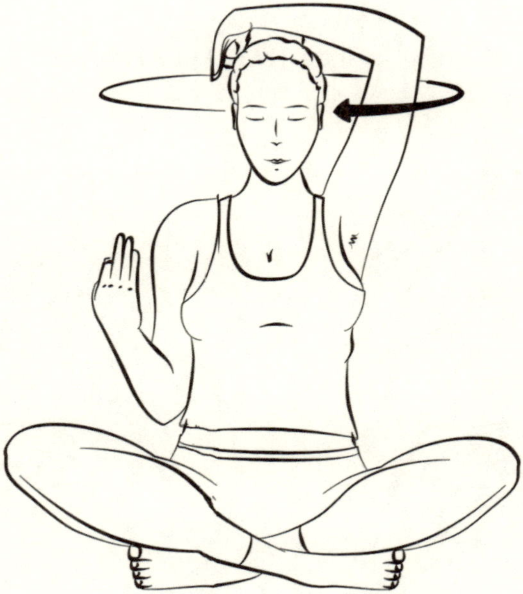

7. Meditation, um den Prozess zwischen Lehrern und Schülern zu verstehen

Unterrichtet von Shiv Charan Singh am 22. April 2001 bei einem Karam Kriya Numerologie-Workshop. Er wurde durch zwei Meditationen von Yogi Bhajan zu dieser Meditation inspiriert: »Mantra Extention Yoga« vom 23.04.1972 und »Truth, Infinity, Existence« vom 21.04.1972.

Einfache Haltung, die Augen sind geschlossen.

Die Hände sind vor dem Körper, zwischen Solarplexus und Herzzentrum.

Singe HAK (Konzentration), die Finger der einen Hand umfassen die Finger der anderen Hand ... und drücken zu.

ALLAH (Auflösung), die äußeren Finger öffnen sich.

BAH (Krise), die äußeren Finger entfernen sich und gehen zusammen, die ehemals inneren Finger öffnen sich.

HU (Licht), die ehemals inneren Finger umschließen die ehemals äußeren Finger.

Dieses Mantra ist ein Sufi-Mantra: HAK ALLAH BA HU

11 Minuten

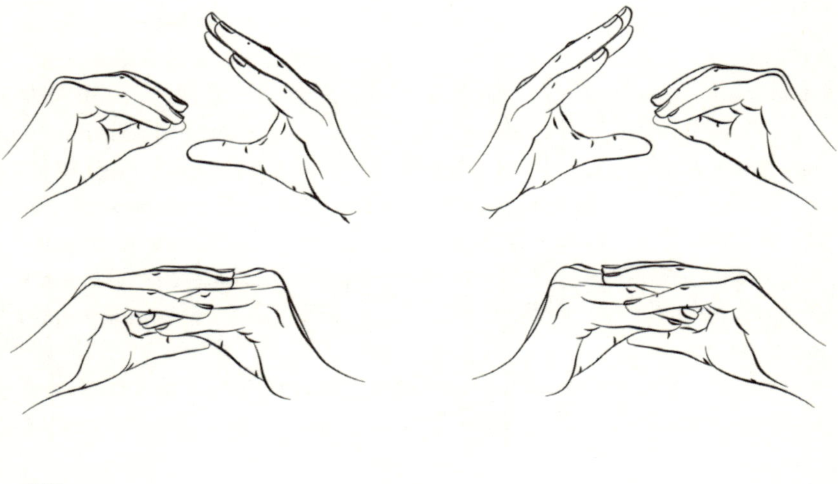

8. Yogareihe, um innere Wut aufzulösen

Yogi Bhajan, 21.09.1988 , veröffentlicht von KRI (www.kriteachings.org)

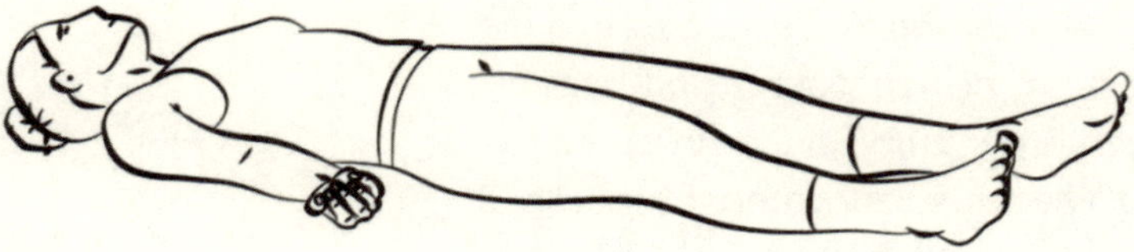

1. Liege auf dem Rücken, die Handflächen zeigen nach oben. Tue so, als ob du laut schnarchen würdest. 1 ½ Minuten.

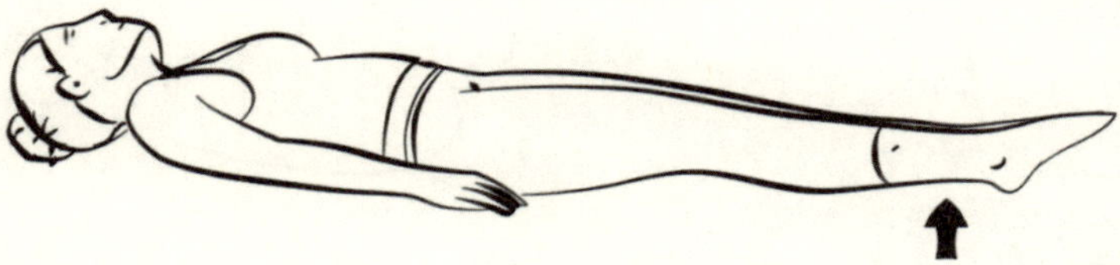

2. Hebe jetzt die durchgestreckten Beine 10 Zentimeter vom Boden. 2 Minuten

3. Halte die Position, strecke die Zunge weit aus dem Mund und mache ***Feueratem*** (schnelles Hecheln) durch den Mund. 1 ½ Minuten

4. Bleibe auf den Rücken liegen und hebe die durchgedrückten Beine 90 Grad nach oben. Haue mit den Handflächen hart und schnell auf den Boden. Lasse deine Wut heraus. 2 ½ Minuten

5. Umarme deine Knie fest und ziehe die Beine zum Körper. Atme schwer. 2 Minuten

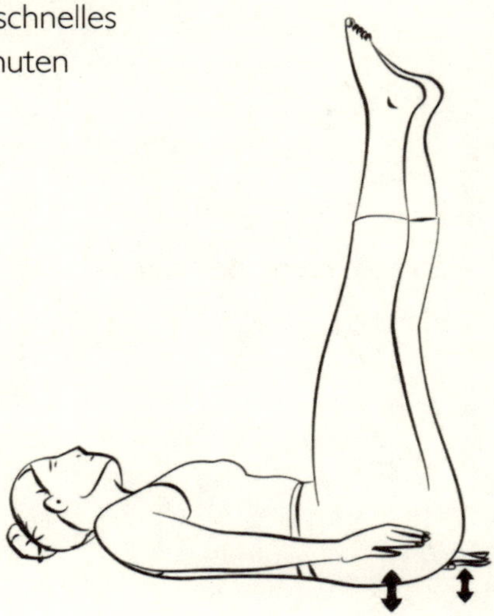

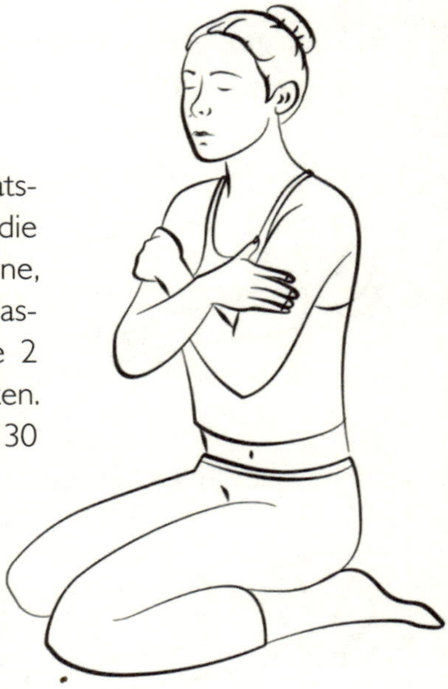

6. Stehe auf und setze dich in die Zölibats-Haltung zwischen deine Beine. Schlinge die Arme fest um deinen Körper und beginne, den Oberkörper zum Boden sinken zu lassen und wieder aufzurichten. Etwa alle 2 Sekunden eine Verbeugung. 2 ½ Minuten. Dann mache die Bewegung noch einmal 30 Sekunden so schnell du kannst.

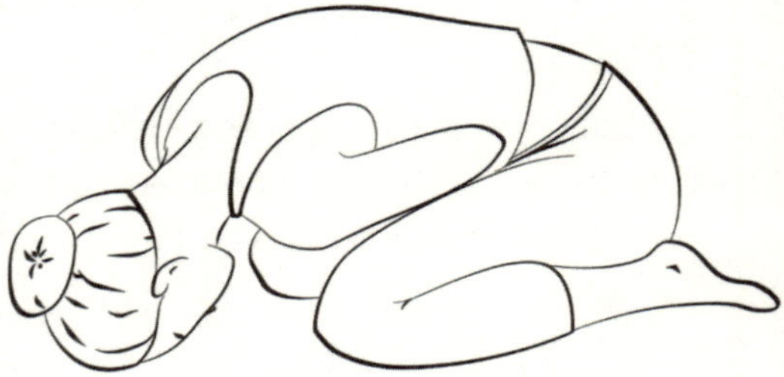

7. Strecke deine Beine aus und klopfe dich am ganzen Körper ab.

2 Minuten

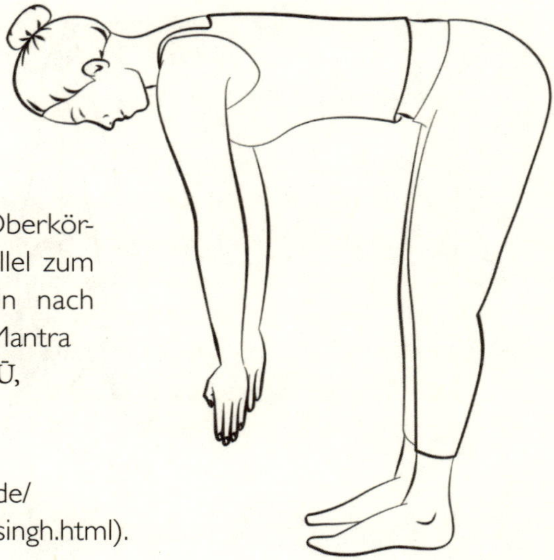

8. Stehe auf und lasse den Oberkörper nach vorne sinken, parallel zum Boden. Die Arme baumeln nach unten. 3 Minuten. Singe das Mantra
GURŪ GURŪ WĀHE GURŪ,
GURŪ RĀM DĀS GURŪ
(z. B. in dieser Variante:
www.mantradownload.com/de/
guru-ram-das-chant-sat-hari-singh.html).

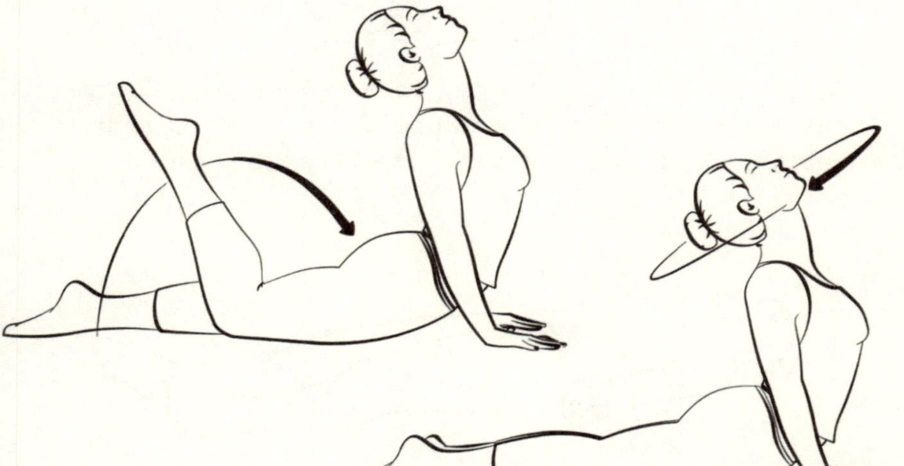

9. Komme sofort danach in die Kobra-Position. 1 Minute. Singe das Mantra die ganze Zeit weiter. Bleibe in der Position und beginne, den Nacken zu kreisen. ½ Minute. Dann kicke mit den Fußsohlen gegen dein Gesäß. ½ Minute

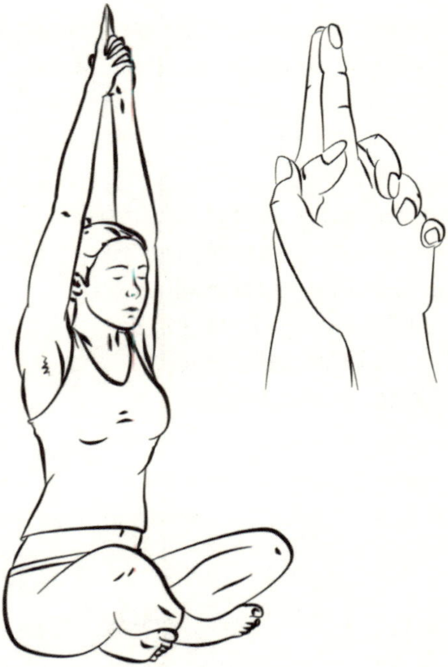

10. Setze dich in die einfache Haltung, hebe die Arme gerade über den Kopf und verschränke die Finger, wobei die Zeigefinger ausgestreckt bleiben. Mache jetzt die Sat Kriya für1 Minute und 15 Sekunden.

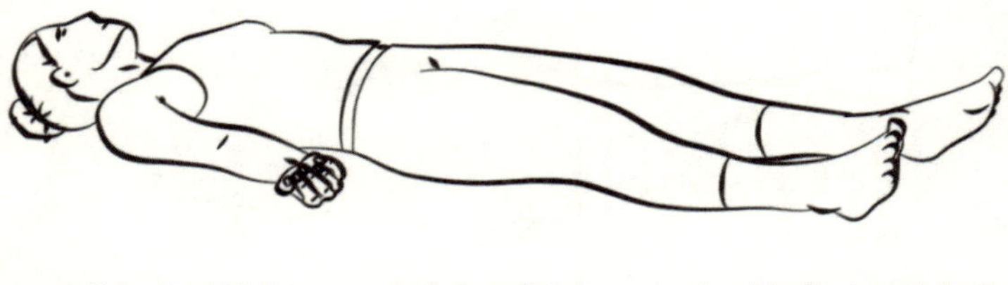

11. Lege dich für 5 Minuten auf den Rücken und schlafe. Anschließend schüttele den ganzen Körper kräftig durch.

9. Meditation für Mutter-Kraft

Quelle: Aquarian Teacher Yogalehrer-Ausbildungsbuch S. 538, KRI, Variante unterrichtet von Satya Singh[20], am 01.02.2000

Diese Übung stabilisiert das erste Chakra und befriedigt alle Bedürfnisse, die mit Schutz, Geborgenheit und Sicherheit zu tun haben.

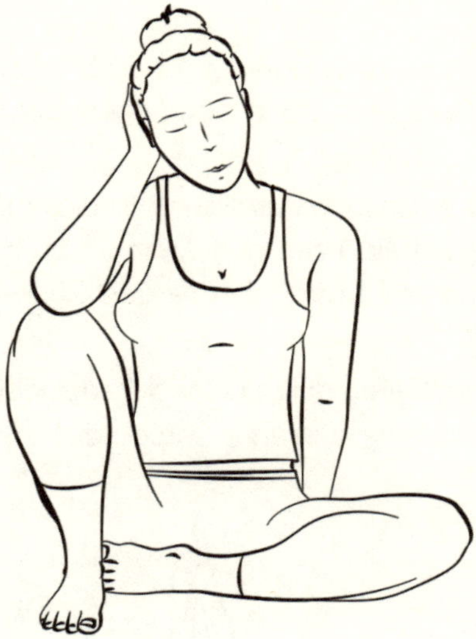

Sitze auf dem Boden. Das rechte Knie geht hoch, die Zehen vom linken Fuß sind an der Achillessehne des rechten Fußes. Die linke Hand stützt dich hinter dir ab, der rechte Ellbogen liegt auf dem rechten Knie. Die rechte Hand ist geformt wie eine Muschel mit etwas nach hinten zeigenden Fingern und wird über das rechte Ohr gelegt, der Kopf stützt sich darauf ab.

Singe das Mantra MAAA langgezogen und tief aus deinem Inneren heraus.

16 Minuten

10. Yogaübung: Sat Kriya

Quelle: Sadhana Handbuch

Setze dich auf die Fersen und strecke die Arme über den Kopf, so dass die Ellbogen sich an die Ohren schmiegen. Ziehe das Kinn an.

Alle Finger mit Ausnahme der Zeigefinger sind verschränkt. Diese zeigen aufwärts. Singe in einem gleichmäßigen Rhythmus laut und bewusst

SAT NĀM

ungefähr achtmal in 10 Sekunden. Singe die Silbe SAT vom Nabelpunkt und Solarplexus ausgehend und ziehe dabei den Bauchnabel ein und nach oben.

Singe NĀM und entspanne den Bauch. Tu dies mindestens 3 Minuten lang. Dann atme tief ein, halte den Atem an und spanne alle Muskeln an. Beginne damit am Gesäß, den ganzen Rücken hinauf bis zu den Schultern.

Lass die Energie im Geiste durch deine Schädeldecke fließen. Du solltest danach doppelt so lange ausruhen wie du die Kriya ausgeführt hast.

3 - 62 Minuten

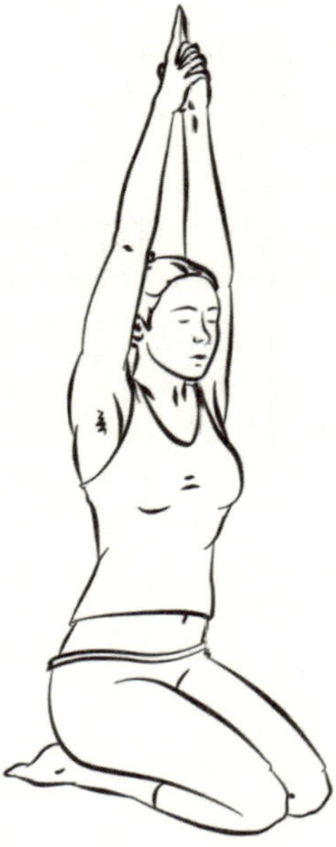

11. Yogareihe für das instinktive Selbst

The Yogi Bhajan Library of Teachings® – Kriya for the Instinctual Self © The Teachings Yogi Bhajan

Als Menschen haben wir Instinkte, ebenso wie die Tiere, aber wir haben auch die Fähigkeit, zu leiten, zu gestalten und unserer Meinung Ausdruck zu verleihen. Viele der stärksten Instinkte finden ihren Ausdruck durch das untere Dreieck (1., 2. und 3. Chakra sind in Verbindung mit dem Rektum, den Geschlechtsorganen und dem Nabelpunkt). In der Humanologie, wie sie von Yogi Bhajan gelehrt wird, werden Funktionsstörungen des Körpers in den Geist reflektiert und umgekehrt. Wenn neurotisches Verhalten und selbstzerstörerische Verhaltensweisen erscheinen, findet man Ungleichgewichte im unteren Dreieck. Ein direkter Weg, um diese Ungleichgewichte zu korrigieren, ist die Arbeit an den unteren Chakren, was die Nerven und Drüsen stimuliert und zu einem instinktiven neuerlernten Muster in den unteren Chakren führt. Dadurch ist es möglich, in meditativer Selbstbeobachtung eine wünschenswerte ganzheitliche Veränderung des Verhaltens zu erreichen.

Diese Kriya ist ein Beispiel für eine solche Technologie.

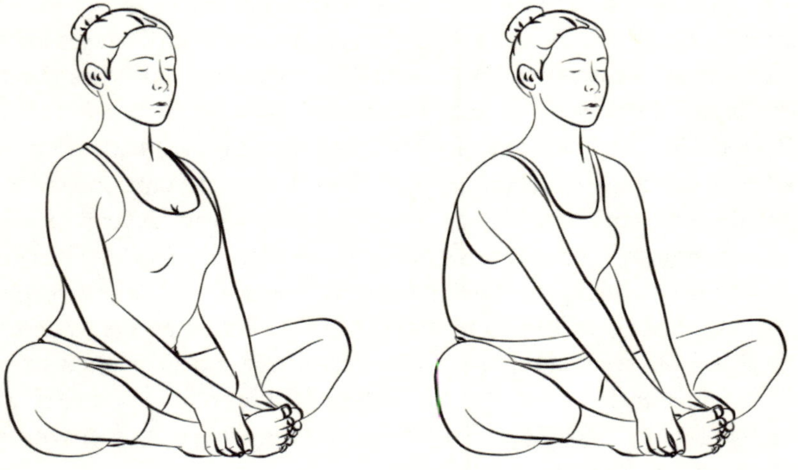

1. Kamelritt in Schmetterlingshaltung

Im Sitzen werden die Fußsohlen aneinander gelegt, die Fersen so nah wie möglich zur Leistengegend gebracht, die Hände umfassen die Füße, die Knie werden so nah wie möglich zum Boden gebracht. Beim Einatmen wird die Wirbelsäule nach vorne gebogen, beim Ausatmen kommt die Wirbelsäule zurück, der Kopf wird gerade gehalten. Die Bewegung vor und zurück erfolgt rhythmisch, nach vorne einatmen, Atem kurz halten, nach hinten ausatmen und entspannen (1 bis 3 Minuten).

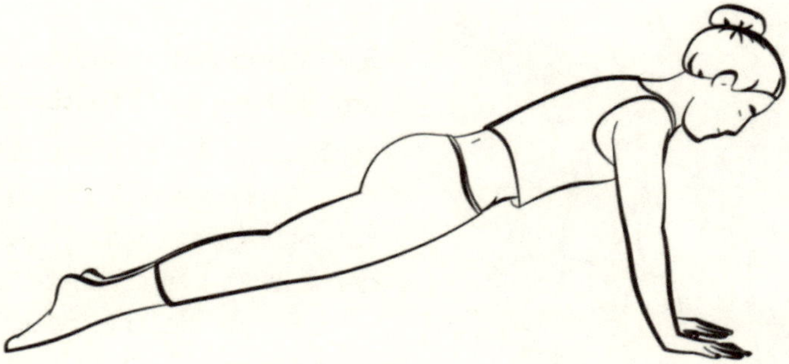

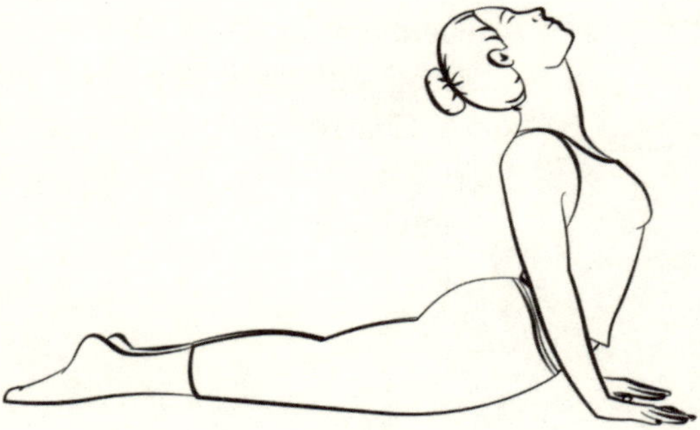

2. Einatmen in der vorderen Bankposition, ausatmen, einatmen, ausatmen in der Kobra-Position.

Aus der Bauchlage mit aufgestützten Handflächen auf dem Boden, unterhalb der Schultern, die Fersen sind zusammen, die Fußsohlen nach oben gerichtet, wird vom Nacken bis zur Basis der Wirbelsäule, Wirbel für Wirbel, der Oberkörper aufgerichtet in die Kobra. Einatmen, ausatmen, beim nächsten Einatmen wird das Gesäß angehoben in die vordere Bankformstellung, die Zehen werden aufgestellt, der Körper ist in einer geraden Linie vom Scheitel bis zu den Zehen. Beim Ausatmen die Kobrastellung wieder einnehmen, einatmen, Mulbandh ziehen, kurz halten, ausatmen. Mit dem nächsten Einatmen erneut in die Bankhaltung. Jeder wiederholt die Übung in seinem Rhythmus mit kraftvollem Atem (1 - 3 Minuten). Jedes Mal in der Kobra wird Mulbandh kurz gehalten. Danach kurz entspannen in Bauchlage. Der untere Rükken wird gestärkt und gleicht den Fluss der sexuellen Energie mit der Nabelenergie aus.

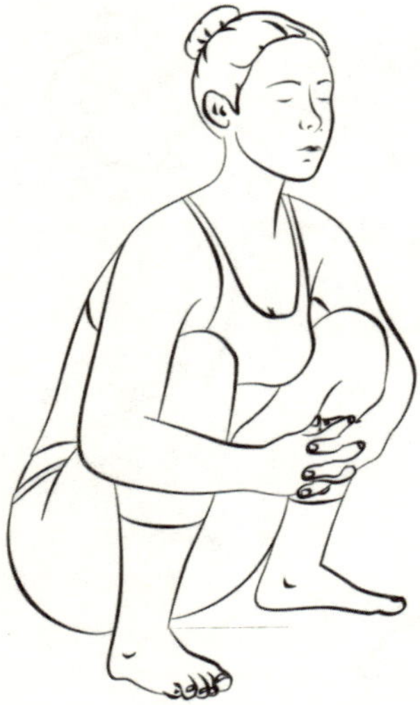

3. Krähenposition mit Venus-Schloss um die Knie und Feueratem

Hinhocken in Krähenposition, die Knie werden zur Brust gezogen, die Fußsohlen sind flach auf dem Boden, der Rücken bleibt gerade, die Arme werden um die Knie gelegt, die Finger werden in Venus-Schloss gehalten, ***Feueratem*** für 1 - 3 Minuten. Diese Übung lässt die Energie der unteren drei Chakren zirkulieren und fördert die Durchblutung der Hüften und des unteren Darms.

4. Auf dem Rücken liegend

Beim Einatmen werden die Beine 90 Grad angehoben, beim Ausatmen werden die Beine gesenkt. Führe die Übung in deinem Rhythmus aus, mit tiefem Ein- und Ausatmen (1 - 3 Minuten). Diese Übung stärkt den Unterleib, schafft die Einstellung des Nabelpunkts und wirkt ausgleichend auf Prana und Apana.

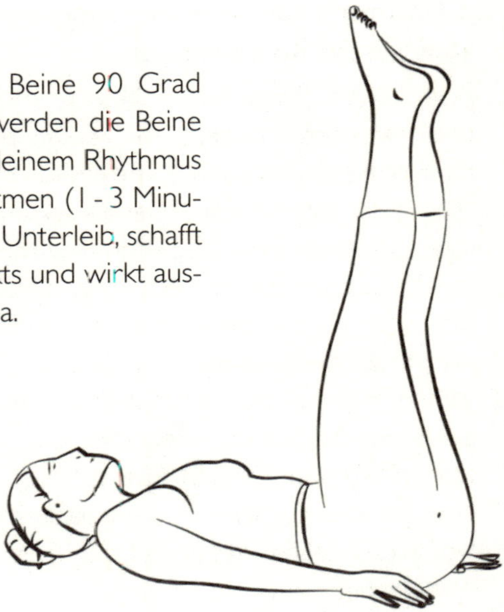

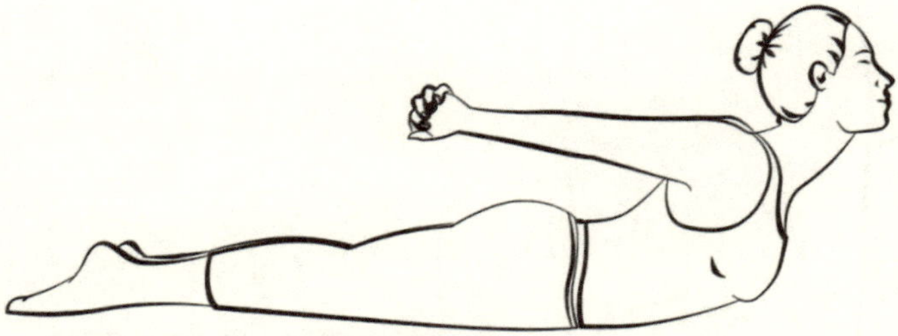

5. Auf dem Bauch liegend

Die Finger werden im Lotus-Griff hinter dem Rücken geschlossen, Arme und Beine werden nach oben gestreckt, beim Einatmen wird der Kopf gehoben, ***Feueratem*** für 1 - 3 Minuten, danach tief einatmen, Haltung lösen, ausatmen und entspannen. Diese Übung stärkt den unteren Rücken, die Energie fließt bis zur Mitte der Wirbelsäule und öffnet die Nervenbahnen, die in den Solarplexus führen.

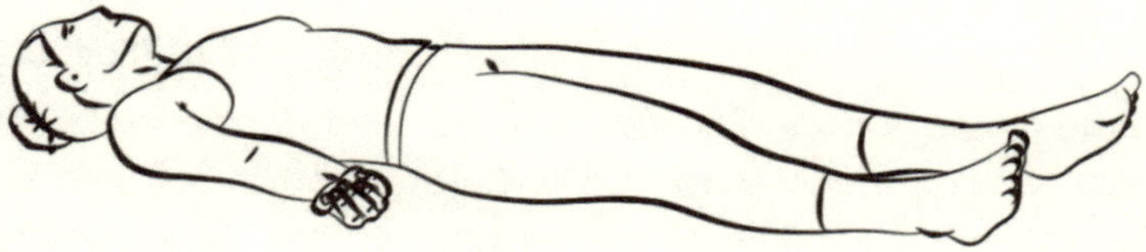

6. Toten-Haltung auf dem Rücken

Diese Haltung 1 - 3 Minuten, danach werden die Knie bis zur Brust gezogen, die Arme werden um die Unterschenkel gelegt. Wenn es möglich ist, sollte die Nase zwischen den Knien ruhen, und die Wirbelsäure wird vor und zurück geschaukelt, vom Steißbein bis zum Nacken. 1 Minute. Die Wirbelsäule wird entspannt und verteilt die Energie aus den vorherigen Übungen.

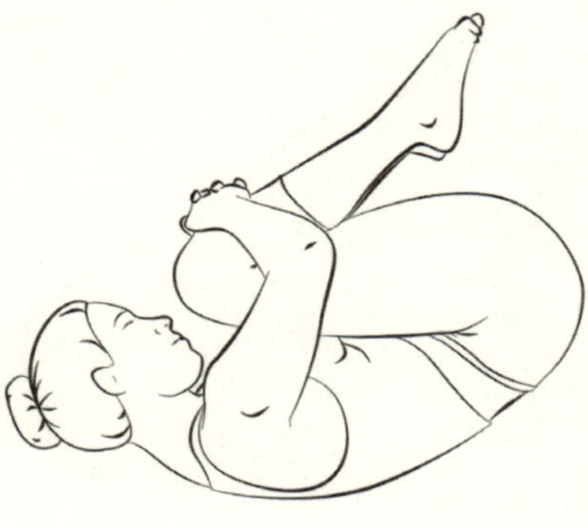

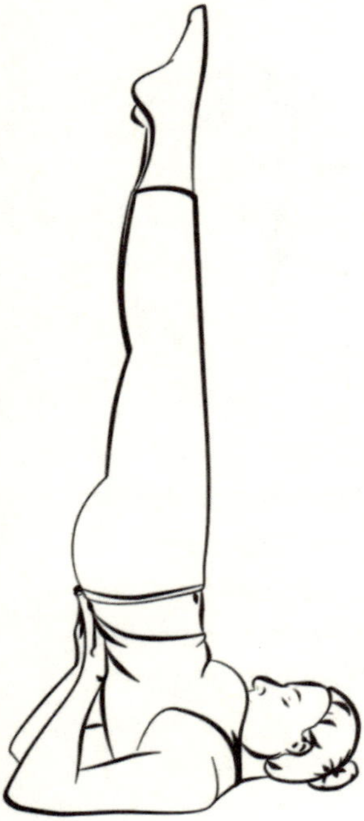

7 a. Kerzenposition mit Feueratem

In der Rückenlage werden die Beine in den Schulterstand gehoben, zur Unterstützung liegen die Ellbogen auf dem Boden, die Hände können das Becken stützen, so dass der Körper senkrecht zum Boden von den Schultern bis zu den Zehen gehalten wird. Das Gewicht liegt auf den Schultern, den Ellbogen und Nacken, das Kinn wird zur Brust gedrückt. ***Feueratem***. 1 - 3 Minuten.

7 b. Pflugposition

Komme langsam in die Pflugposition, während der Feueratem fortgesetzt wird, die Zehenspitzen sollten wenn möglich auf dem Boden aufliegen, die Beine sollten gerade gehalten werden, die Arme werden mit der Unterseite nach oben Richtung Gesäß gestreckt. Diese Übung wird für 1 - 2 Minuten gehalten, wobei es möglich ist, langsam und vorsichtig die Beine noch ein wenig zu strecken, um eine milde Dehnung zu erreichen, dann tief einatmen, ausatmen und langsam den Rücken Wirbel für Wirbel nach unten zum Entspannen ablegen. Diese Übung öffnet die obere Wirbelsäule und die damit verbundenen Nervenpassagen, so dass die Kundalini-Energie fließen kann. Ebenso werden die Schilddrüse und die Nebenschilddrüsen stimuliert.

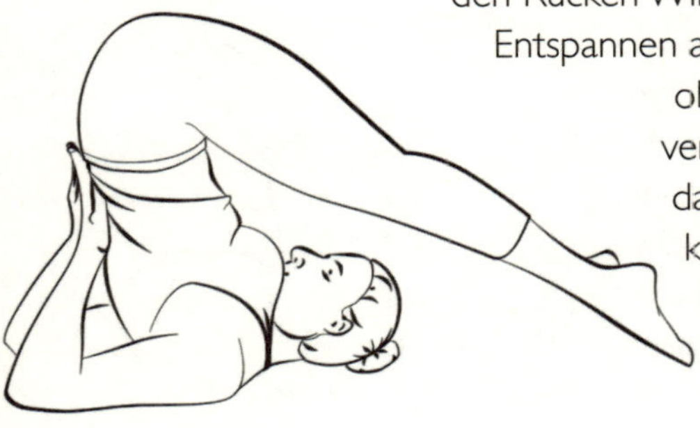

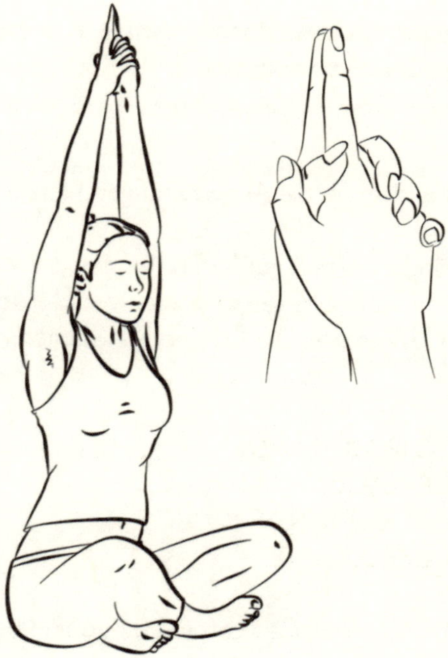

8. Sat Kriya

Die Sat Kriya wird im Zölibatsitz ausgeführt, die Arme werden seitlich am Kopf anliegend nach oben geführt, alle Finger mit Ausnahme der Zeigefinger sind verschränkt, diese zeigen aufwärts. Chante SAT vom dem Nabelpunkt ausgehend und ziehe den Bauchnabel zum Rückgrat hin ein, bei NĀM wird der Bauch für 3 - 5 Minuten entspannt, dann tief einatmen und die Muskulatur von den Gesäßmuskeln ausgehend den ganzen Rücken hinauf anspannen. Lass die Energie im Geiste durch die Schädeldecke fließen, ausatmen und entspannen. Sat Kriya integriert die Energie aus den drei unteren Chakren in das System, so dass die Effekte stabil und langlebig sind. (Siehe auch Übung 10)

9. tiefe Entspannung für 3 - 10 Minuten

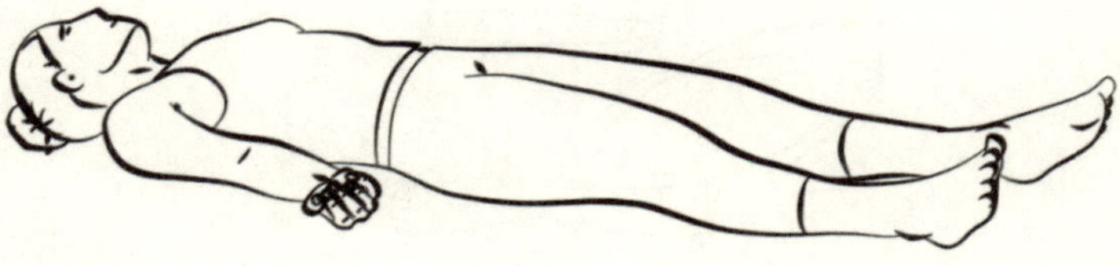

12. Meditation, damit deine Knöpfe nicht mehr gedrückt werden

Unterrichtet von Gurudev Singh[21] am 18. Juni 2001.

Einfache Haltung, die Augen sind geschlossen.

Die Hände werden auf Stirnhöhe direkt vor der Stirn gehalten. Dabei berühren sich die Fingerspitzen beider Hände und formen einen Tunnel vor der Stirnmitte. Die Daumen sind unten, die Finger oben.

Singe:
GŌBIṄDĒ MUKAṄDĒ
UDĀRĒ APĀRĒ
HARĪAṄ KARĪAṄ
NRINĀMĒ AKĀMĒ

www.mantradownload.com/de/02-gobinde-guru-dass-singh-kaur.html

11 Minuten

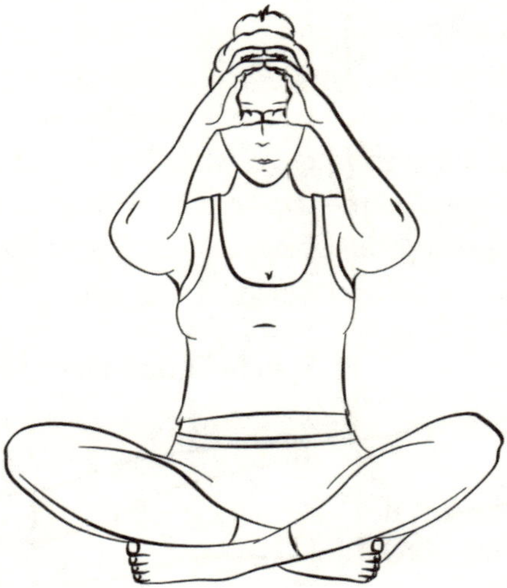

13. Meditation, um Emotionen zu kontrollieren

Unterrichtet von Yogi Bhajan am 12. April 1995 LA838

Diese Übung verhindert, dass wir von unseren Emotionen kontrolliert werden. Vor allem bei starken Gefühlen, die unseren freien Willen beeinflussen, kann diese Meditation eingesetzt werden.

Sitze in der einfachen Haltung. Die Augen sind geöffnet.

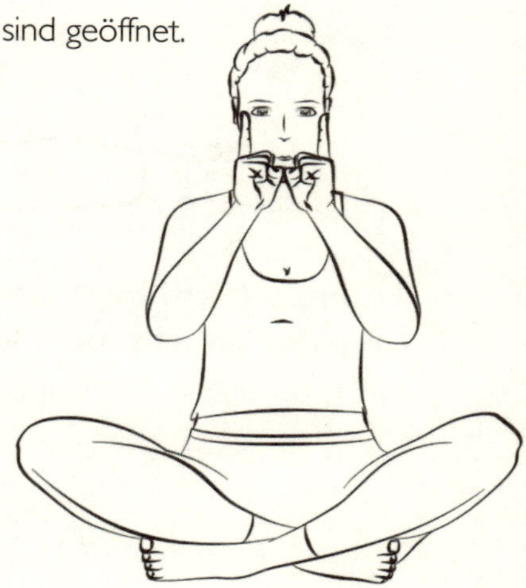

Die Zeigefinger sind ausgestreckt, die Daumen halten die restlichen Finger. Die Hände werden nebeneinander gehalten.

Strecke die Zeigefinger vor deinem Gesicht nach oben und betrachte die beiden Fingerspitzen. Dann strecke die Arme gerade nach vorne. Dein Blick bleibt auf die Fingerspitzen gerichtet und geht darüber hinaus zum Horizont.

7 Minuten halten
(Yogi Bhajan kündigte die Übung mit 7 Minuten an, unterrichtete sie dann jedoch für 11 Minuten)

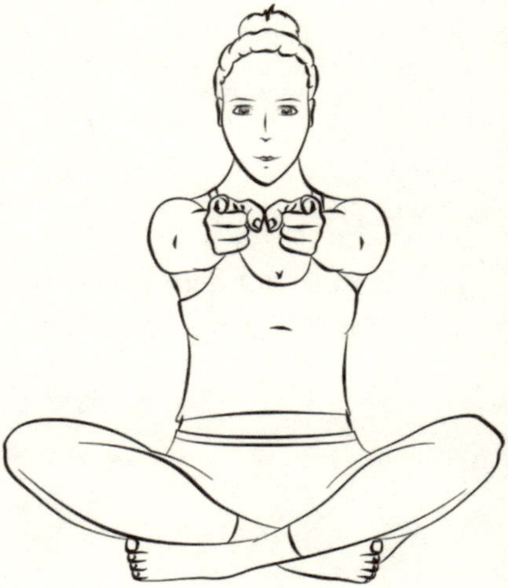

Zum Abschluss: Schließe die Augen und strecke die Arme nach oben. Atme tief ein, halte, und mit ***Kanonenatem*** aus. Atme tief ein und drehe den Körper nach links. Halte, drehe dich zurück zur Mitte, atme mit Kanonenatem aus. Atme tief ein und drehe den Körper nach rechts. Halte, drehe dich zurück zur Mitte, atme mit Kanonenatem aus.

14. Yogareihe: Yogische Begrüßungen (Thema: Kontrolle)

Yogi Bhajan, 12.06.1985 , veröffentlicht in: »Self knowledge, KRI, USA« S. 32

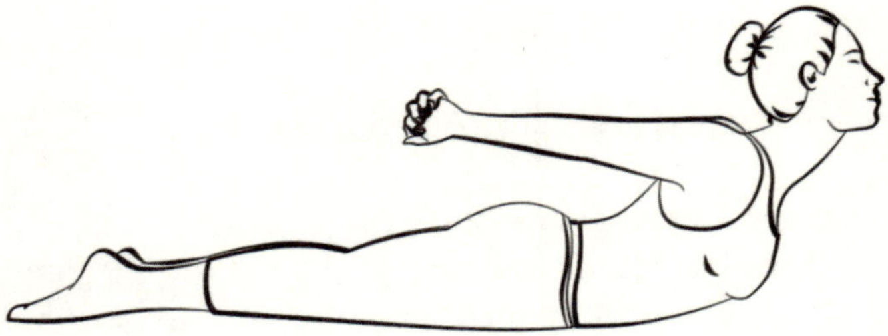

1. Liege auf dem Bauch, die Hände hinter dem Rücken verschränkt. Hebe die Hände so hoch wie möglich. Richte den Oberkörper auf und senke ihn wieder, 108 Mal (zähle dabei laut).

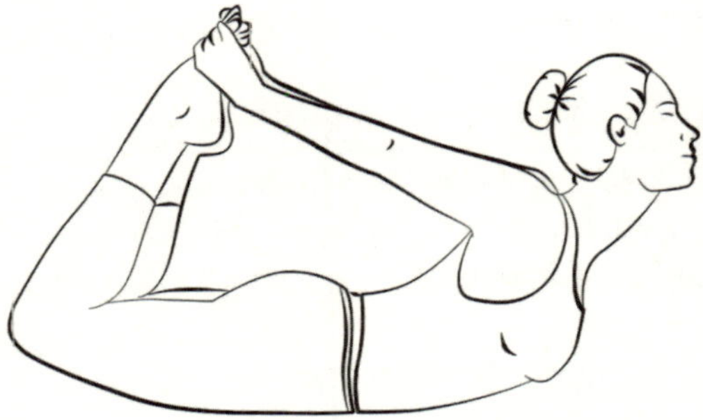

2. Rolle auf dem Bauch in der Bogenposition vorwärts und rückwärts, 108 Mal (zähle dabei laut).

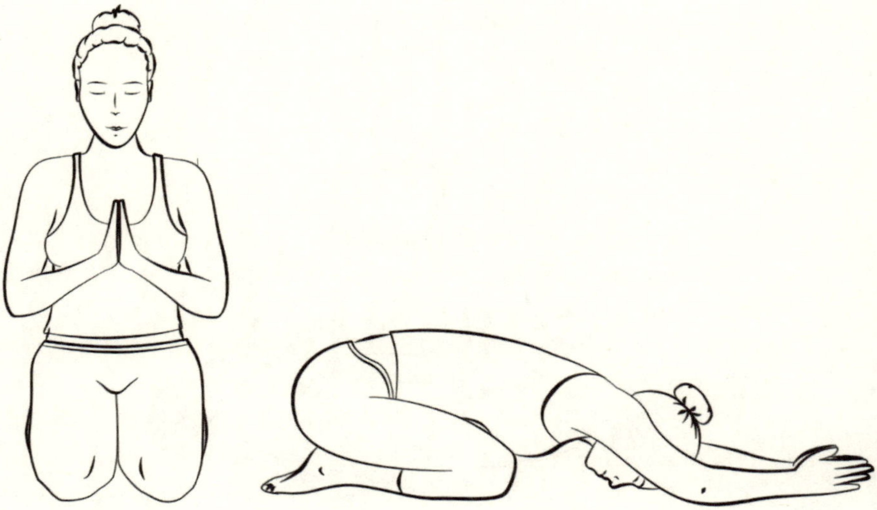

3. Sitze auf den Fersen mit den Händen in Gebetshaltung. Strecke die Hände und den Körper nach vorne auf den Boden und komme wieder zurück in die Ursprungshaltung. 108 Mal.

4. Liege auf dem Rücken und zapple in alle Richtungen wie ein Fisch, der in eine Pfanne mit heißem Öl geworfen wird. Dies ist die zentrale Übung des Sets. 2,5 Minuten

5. Komme auf den Bauch und hebe dich hoch in die Kobra-Position beim Einatmen durch die gerollte Zunge. Beim Ausatmen durch die Nase lege dich wieder hin.

1,5 Minuten

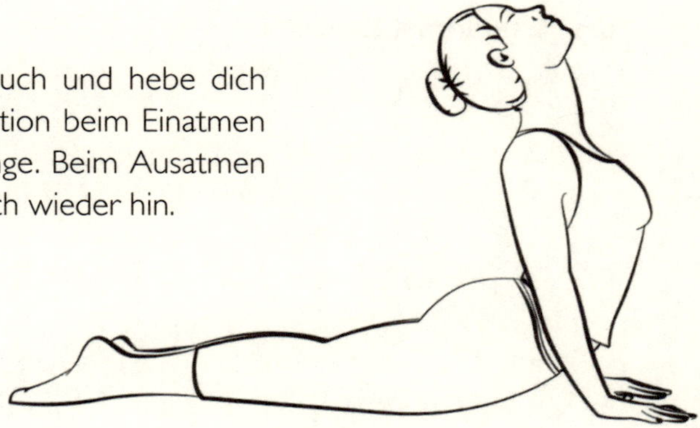

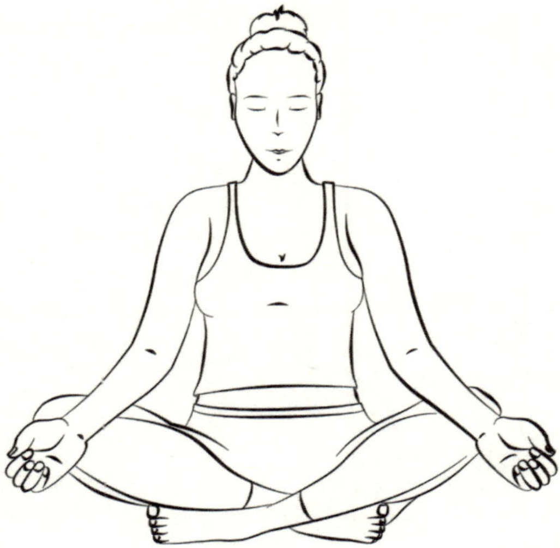

6. Sitze in der einfachen Haltung. Atme ein, halt den Atem an und denke im Geist **HAR** im Nabelpunkt, **HAR** im Herzzentrum, **WĀ** am Hals, **HE** zwischen den Augenbrauen und **GURŪ** am Scheitelpunkt, der Spitze des Kopfes. Wiederhole das Mantra 3 Mal oder mehr, während du den Atem anhältst. Danach atme aus und wiederhole das Mantra, während Du den Atem aushältst. 11 Minuten

www.mantradownload.com/de/har-har-wahe-guru-shiuli-subaya.html

7. Singe mit Sangeet Kaurs Naad *The Blessing*. 3 Minuten

www.mantradownload.com/de/naad-the-blessing-dhan-dhan-ram-das-guru-sangeet-kaur.html

15. Meditation, um die Kapazität des Herzzentrums zu erhöhen

Unterrichtet von Gurudev Singh im 11. Mai 1996

Sitze in der einfachen Haltung (Schneidersitz) oder auf einem Stuhl mit beiden Füßen auf dem Boden.

Hebe die Arme an den Seiten hoch, so dass die Oberarme parallel zum Boden sind. Die Unterarme sind in einem rechten Winkel gerade nach oben gerichtet.

Die Handflächen zeigen nach oben.

Drehe jetzt die Finger nach hinten und dann zum Kopf hin (also nach innen) und dann nach vorne, so dass in den kleinen Fingern und in der Handkante am kleinen Finger ein Druck entsteht, der sich bis hinunter in den Ellbogen und weiter in den vorderen Schultermuskel zieht.

Halte diese Haltung, schließe die Augen und atme durch den O-Mund (Kussmund) lang und tief ein und durch die Nase aus.

Bis zu 11 Minuten

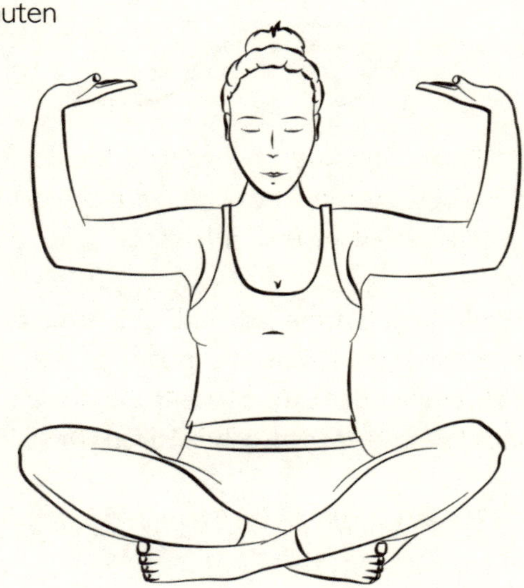

16. Yogareihe für den Nabelpunkt

Yogi Bhajan, 14.06.1971 , Quelle: Kundalini Yoga Meditation Manual

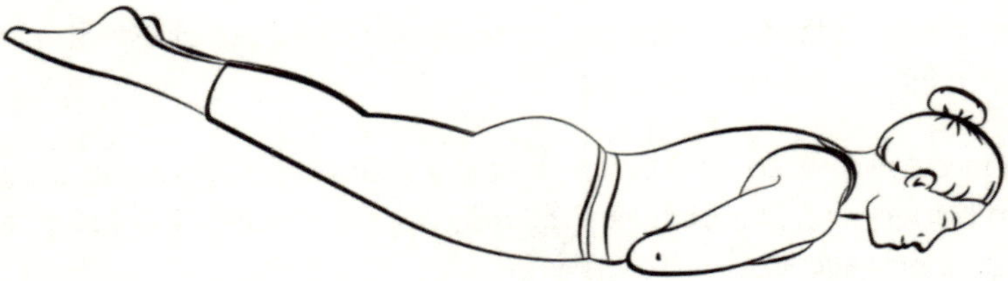

1. Liege auf dem Bauch. Rolle die Finger ein und lege die Fäuste links und rechts an die Innenseite des Oberschenkels in den Schritt. Hebe die durchgestreckten Beine so hoch wie möglich. Das Kinn berührt den Boden. 3 Minuten

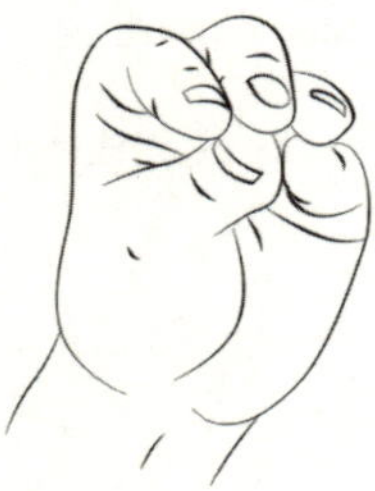

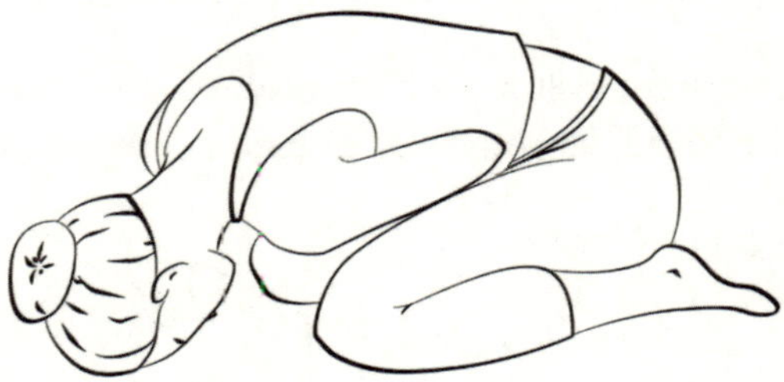

2. Sitze auf den Fersen. Lege die Fingerspitzen beider Hände in den ***Nabelpunkt*** und und drücke sie hinein. Beuge dich vor und senke die Stirn zum Boden. Mache ***Feueratem***. 3 Minuten

3. Bleibe in der Position und atme lang und tief. Atme durch die Nase ein und dann atme durch die Zähne aus, indem du die Zunge dagegen presst, wodurch ein zischender Laut entsteht. Drücke die Fingerspitzen fest in den Nabelpunkt und spanne dabei ***Mulbandh*** an. 3 - 5 Minuten

4. Darauf folgt 3 Minuten langer tiefer Atem in der gleichen Haltung.

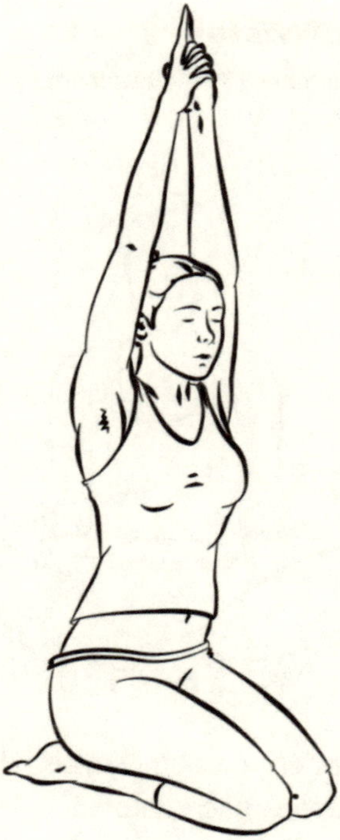

5. Sat Kriya (siehe Übung 10) 3 Minuten

Der Nabelpunkt ist der Mittelpunkt unserer vitalen Kräfte. Diese Übungsreihe aktiviert diese. Die Übung 3 kann allmählich bis auf 31 Minuten ausgedehnt werden, die Übung 5 bis auf 5 Minuten.

6. tiefe Entspannung für 3 - 10 Minuten

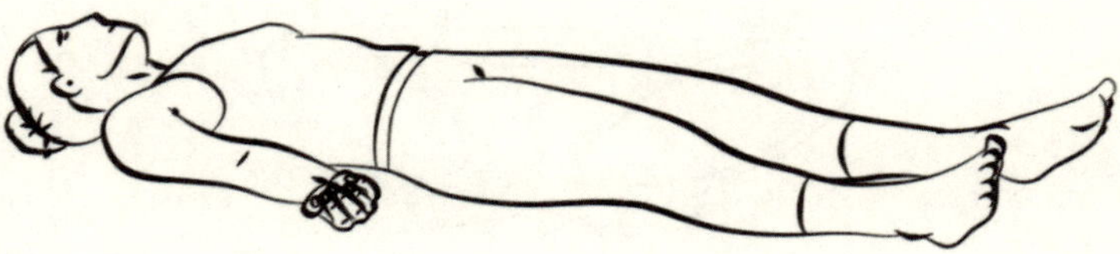

17. Meditation für Wissen

Yogi Bhajan am 4. September 1996 in Hamburg

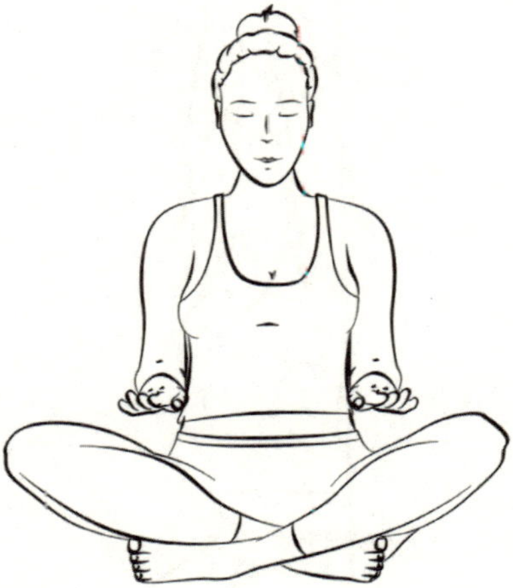

1. Einfache Haltung

Hände sind nebeneinander vor dem Körper, die Fingerspitzen zeigen nach vorne, die Handflächen nach unten.
Einatmen.

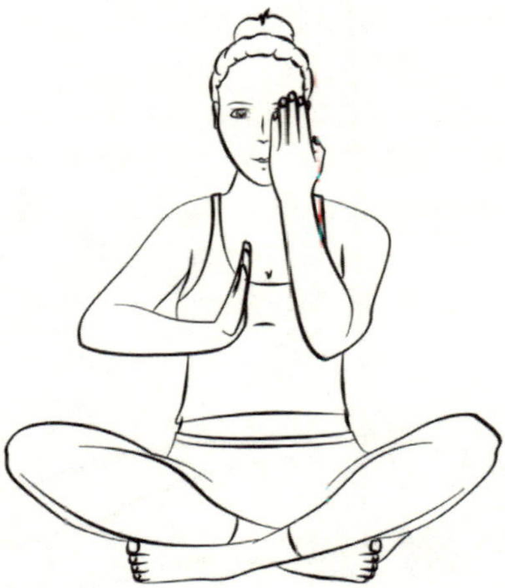

2. Hebe die linke Hanc bis etwa 20 Zentimeter vors Gesicht. Schaue in die linke Handfläche und sage laut »I« (englisch »Ich« [aɪ]).

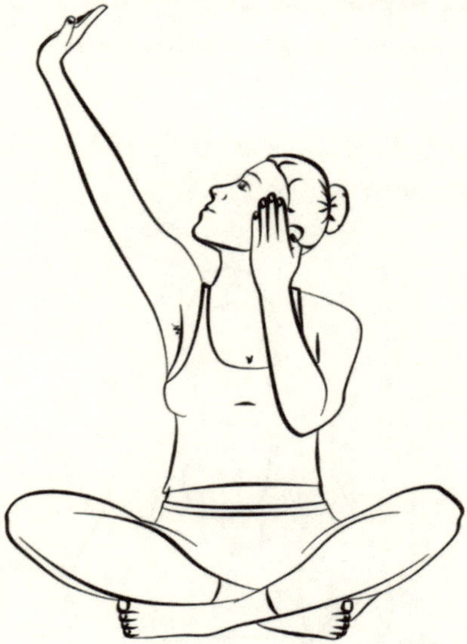

3. Strecke dann die rechte Hand 60 Grad nach oben und zur Seite aus, Handfläche nach außen, schaue auf den Handrücken und sage »know« (englisch »weiß«, [noʊ]).

Dann weiter mit 1.

Yogi Bhajan erwähnte, dass bei Bedarf auch die deutschen Wörter für diese Meditation benutzt werden können.

3 - 11 Minuten, nicht länger

18. Meditation, wenn die Sterne dich quälen

Unterrichtet von Guru Dev Singh am 06. Juni 1999

Um den Einfluss der Sterne und Planeten zu neutralisieren und Einflüsse von außen zu minimieren.

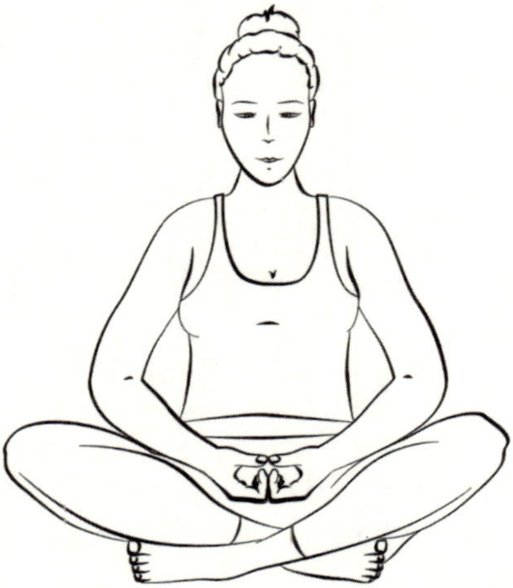

Sitze in der einfachen Haltung (Schneidersitz) oder auf einen Stuhl mit beiden Füßen auf dem Boden. Langer, tiefer Atem. Die Augen sind auf die Nasenspitze gerichtet.

Die Hände liegen im Schoß. Die oberen zwei Glieder der Finger sind aneinander gelegt, die Daumenspitzen berühren sich und bilden ein Dach über den Fingern.

Die Daumen sind genau über den Mittelfingern, berühren sie aber nicht.

11 Minuten

19. Yogaübung: Für einen starken Kampfgeist

Quelle: Kundalini-Yoga-Überlebenshandbuch S. 54

Diese Übung wirkt und schmerzt an einem Teil der Wirbelsäule, der normalerweise nie eine Massage erfährt und wo man Schmerz nicht gerne hat. Sie dient dazu, den Geist zu stärken, Sklavenmentalität zu korrigieren und den Willen zu schaffen, zu kämpfen und nicht nachzugeben.

Spreize aus der stehenden Haltung die Beine so weit, wie es geht, ohne die Balance zu verlieren. Halte die Arme 90 Grad angewinkelt, wobei die Unterarme entspannt und mehr oder weniger parallel zum Boden gehalten werden. Rotiere nun mäßig schnell mit der Hüfte und mache jeden Bogen so weit und vollständig wie möglich. Achte dabei auf deinen unteren Rücken und halte die Beckenbodenmuskeln angezogen. Die Richtung ist frei.

3 - 11 Minuten

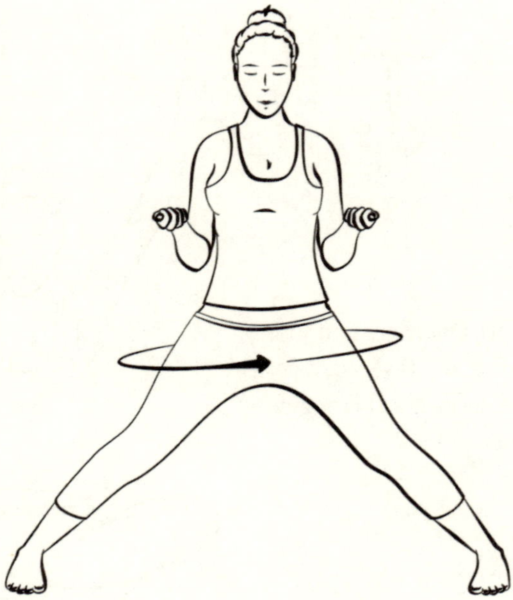

20. Yogareihe für Erkenntnis und zur Entwicklung eines universellen Bewusstseins

Unterrichtet von Tarn Taran Kaur[22] in den neunziger Jahren

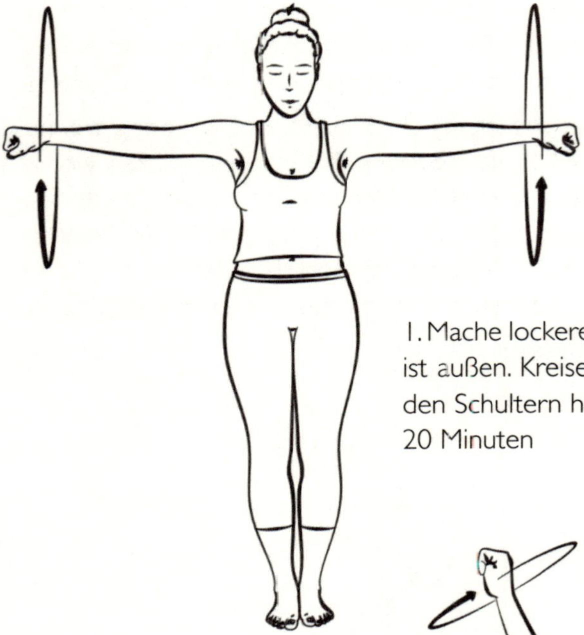

1. Mache lockere Fäuste, der Daumen ist außen. Kreise mit den Armen aus den Schultern heraus nach hinten. 20 Minuten

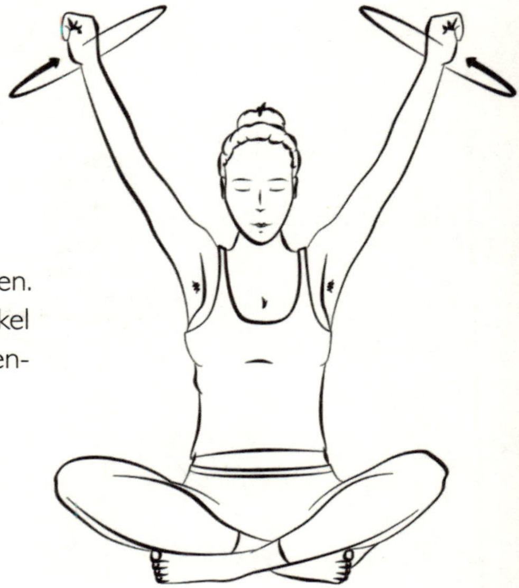

2. Mache Fäuste, Daumen sind innen. Strecke die Arme im 60-Grad-Winkel nach oben, kreise in den Handgelenken. 11 Minuten

3. Sofort anschließend: Strecke die Arme nach vorne aus, parallel zum Boden. Fäuste bleiben. Sitze unbeweglich, mit steifen Armen. Projiziere auf deine Zukunft. 3 Minuten

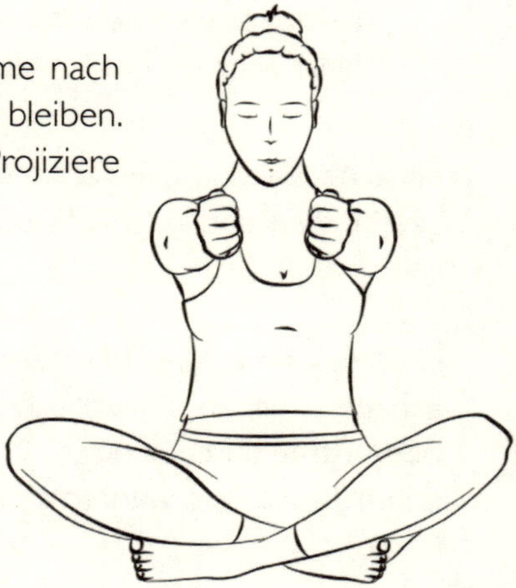

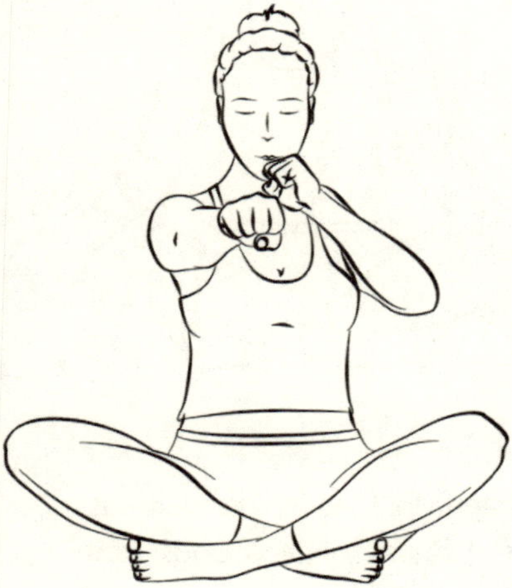

4. Boxe kraftvoll und schnell nach vorne.
11 Minuten

5. Tanze. 11 Minunten

Musikempfehlungen:

Margaret Trezza: *Yoga'n Motion* (1. und 5. Übung)
www.mantradownload.com/de/wahe-guru-wahe-jio-dance-mix-margaret-trezza-amrit-kaur.html

Sat Hari Singh: *Servant of the Heart – Ardas Bhaee* (2. Übung)
www.mantradownload.com/de/ardas-bhai-sat-hari-singh.html

Rhythms of Yoga (4. Übung)
www.mantradownload.com/de/instrumental-musik/rhythms-of-yoga/bangara-dance-of-joy-various-artists.html

21. Meditation: Reinigung des Subtilkörpers

Veröffentlicht in Praana, Praanee Praanayam, KRI, Seite 150 (Clarify the Subtle Body)

Einfache Haltung. Die Augen sind fast geschlossen und auf die Nasenspitze gerichtet.

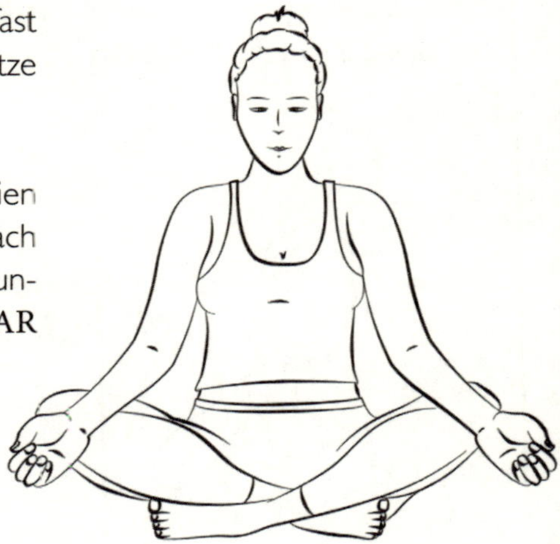

Die Hände werden über den Knien gehalten, mit den Handflächen nach oben. Atme durch den zum O gerundeten Mund aus, während du **HAR** hörst.

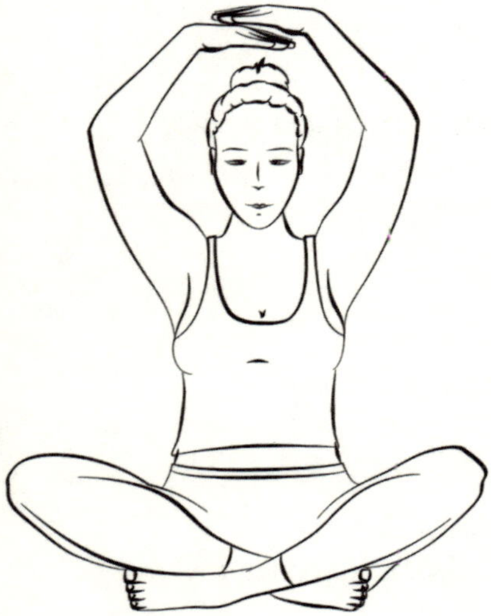

Bringe dann die Hände mit weit ausholenden Bewegungen über den Kopf, die Handflächen zeigen nach unten, und die linke Handfläche liegt auf dem rechten Handrücken, ohne dass sich die Daumen berühren Atme bei dieser Bewegung kraftvoll durch den zum O gerundeten Mund ein, während du **HAR** hörst.

Wechsle rhythmisch zwischen diesen beiden Positionen.

22 Minuten (11 - 31 Minuten)

Musik zur Unterstützung:
www.mantradownload.com/de/tantric-har.html

22. Meditation für Zeitmanagement

Unterrichtet von Yogi Bhajan am 05.09.1995 in Hamburg

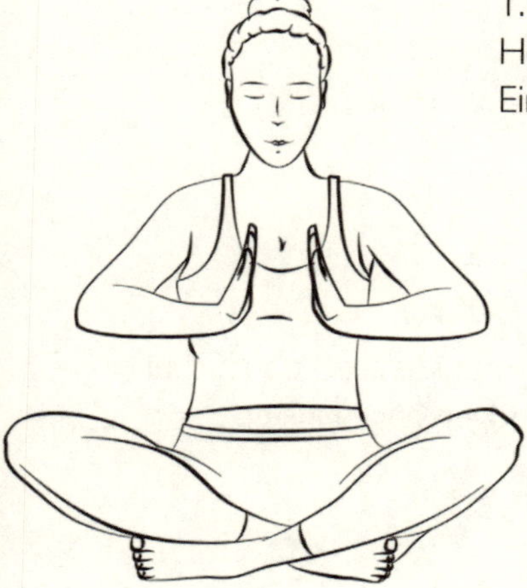

1. Einfache Haltung, Hände zeigen vor dem Herzzentrum zueinander.
Einatmen.

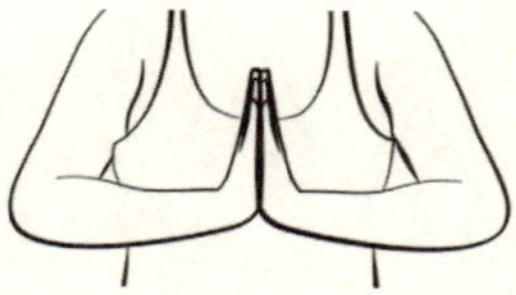

2. Bewege beide Hände aufeinander zu, die Handflächen berühren sich. Sprich laut JETZT (oder englisch NOW).

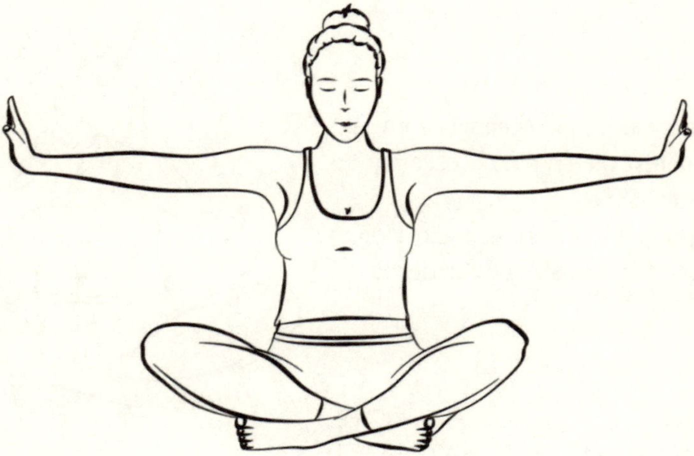

3. Strecke dann beide Hände voneinander weg zu den Seiten, die Handflächen nach außen und sprich laut DANN (oder englisch THEN). Dann weiter mit 1.

3 - 11 Minuten, nicht länger.

23. Meditation, um den Geist auf einen Punkt zu bringen

Unterrichtet von Yogi Bhajan am 05.09.1995 in Hamburg

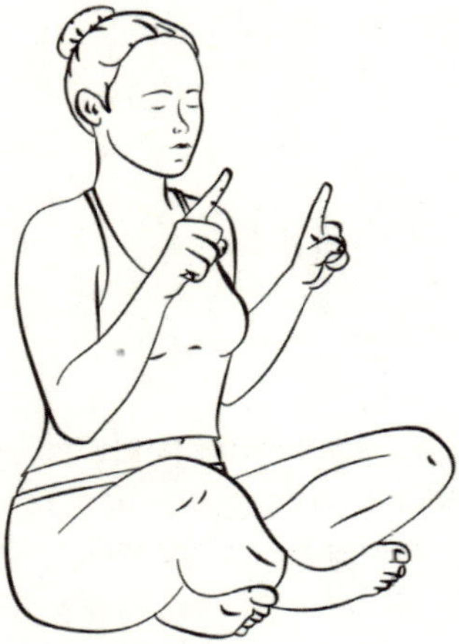

Einfache Haltung

Zeigefinger ausgestreckt, auf Schulterhöhe, Ellbogen angewinkelt.

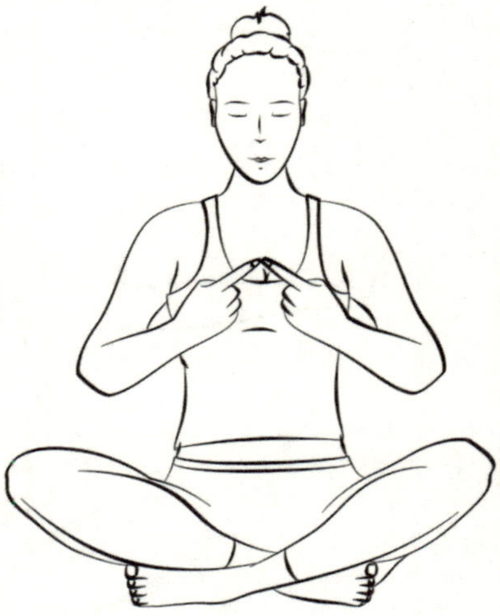

Fuchtle mit den Zeigefingern im Takt, als wolltest du ein Kind ausschimpfen, bei jeder Silbe.
Beim »Ji« berühren sich die Fingerspitzen der Zeigefinger vor der Brust.

Mantra:

SAT NĀM, SAT NĀM, SAT NĀM JĪ
WĀHE GURŪ, WĀHE GURŪ, WĀHE GURŪ JĪ

Musik: Dhuni, www.mantradownload.com/de/dhuni-instrumental-various-artists.html

11 Minuten

24. Meditation: keine Opposition mehr

Unterrichtet von Gurudev im April 2009

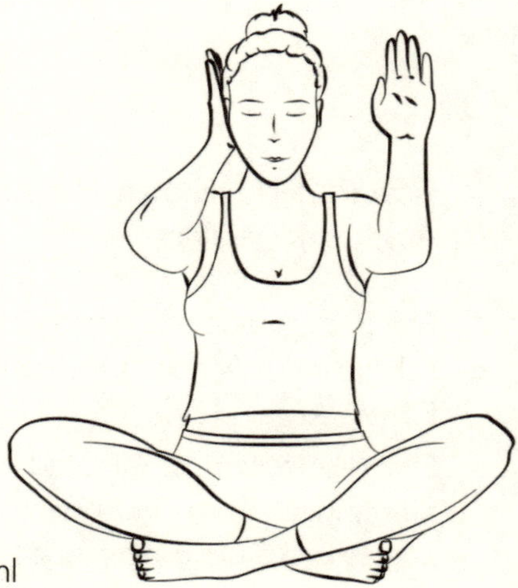

Einfache Haltung, Augen geschlossen:

Rechte Hand mit der Handfläche ans rechte Ohr legen.
Linke Hand auf Ohrhöhe mit der Handfläche nach vorne.

Höre: HAMĪ HAM BRAHAM HAM

6 Minuten

www.mantradownload.com/de/
01-humee-hum-nirinjan-kaur-khalsa.html

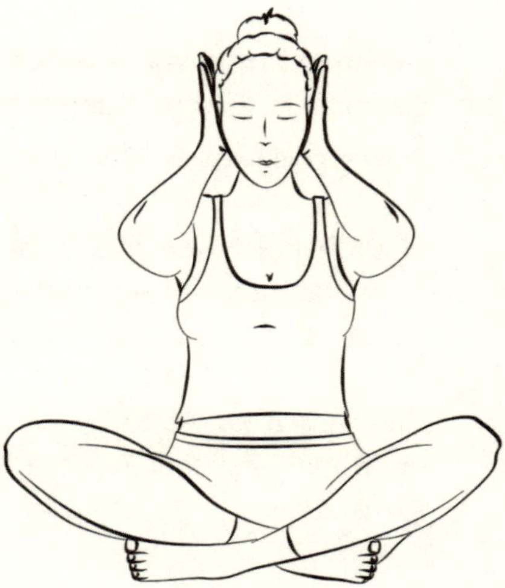

Nun auch die linke Hand ans linke Ohr legen.
Höre: SĀ RĒ SĀ SĀ, 3 Minuten

www.mantradownload.com/de/
sa-re-sa-sa-guru-shabad-singh.html

25. Meditation zum Durchhalten und um zulassen zu können

Quelle: Unterrichtet von Yogi Bhajan in Hamburg am 13.05.1989

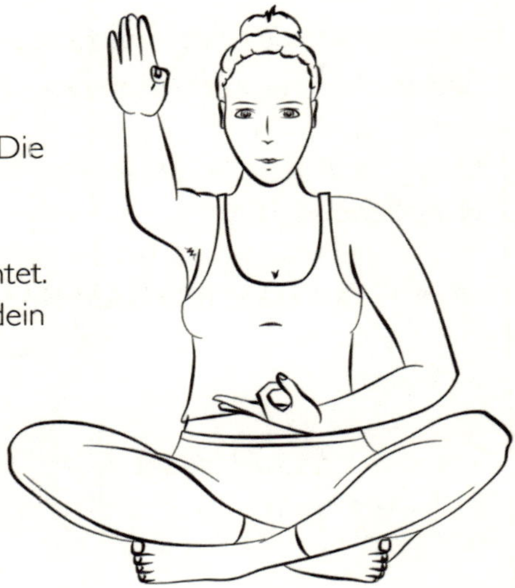

Sitze in der einfachen Haltung. Die Augen sind geöffnet.

Der Blick gerade nach vorn gerichtet. Schaue mit offenen Augen auf dein Drittes Auge.

Der rechte Arm ist 60 Grad schräg nach vorn und oben ausgestreckt. Die Finger sind aneinandergelegt, die Handfläche zeigt nach unten.

Die linke Hand ist im Gyan-Mudra (Daumen und Zeigefinger zusammen), die Hand ist auf den Nabelpunkt gelegt.

Bewege dich keinen Millimeter. Sitze wie eine Statue für 11-31 Minuten.

Musik: Nirinjan Kaur Khalsa: *Bountiful Blissful Beautiful*
www.mantradownload.com/de/01-bountiful-blissful-nirinjan-kaur-khalsa.html

Zum Abschluss: Atme tief ein und spanne den ganzen Körper fest an, mach ihn ganz steif. Atme aus und entspanne. Dann schüttle deine Arme aus.

Anmerkungen

1. Artikel aus der Süddeutschen Zeitung von Christian Weber vom 11.12.2010

2. Das Kundalini-Yoga Handbuch, Satya Singh, 2004

3. Meditation für Skeptiker, Ulrich Ott, 2010

4. Yogi Bhajan am 10.01.2001 in Espanola/NM/USA: »Wir leben im Informationszeitalter – es gibt keine Geheimnisse mehr.«

5. Yogi Bhajan am 01.08.2000: Das Self Sensory System und der Übergang vom Fische- zum Wassermannzeitalter

6. The Aquarian Teacher – Kundalini-Yoga-Ausbildungsbuch Seite 261

7. Vortrag von Yogi Bhajan vom 17.10.2000: Kalte Depression

8. Eine hundertfach wiederholte Aussage von Yogi Bhajan

9. Jap Jī Sāhib – Das Morgengebet der *Sikhs* besteht aus vierzig Versen und geht auf Gurū Nānak (1469 - 1539) zurück.

10. Warum erwähne ich diesen einen Fall aus dem Jahre 1993? Weil er meine Wahrnehmung von Lüge und Wahrheit grundlegend beeinflusst hat.

11. Aus der Stille steigt die Kraft zum Kampf, Gandhi Mahatma, Freiburg 1987

12. Dies war bis 2015 »Mission Statement« bzw. Motto des Internetkonzerns Google.

13. Auf der Suche nach dem Wunderbaren, Ouspensky, P.D. , Bern 1966, 1997

14. Die Zivilisation der Göttin, Marija Gimbutas, 1996

15. Hoffnung durch Handeln, Joanna Macy, 2014

16. »Power Progress« ist ein Begriff aus dem »Manifest des Una-Bombers«, veröffentlicht in Lutz Dambecks Buch *Das Netz.*

17. Die Feuergruppe ist vor allem im Umfeld des Atommüll-Endlagers Asse aktiv: www.feuergruppe.de/

18. Wikipedia.de: Gewaltfreie Intervention

19. Informationsblätter des Bundes für Soziale Verteidigung: »Menschen schützen ohne Gewalt«

20. Satya Singh Wester ist Kundalini Yoga Lehrer seit 1977 und hat einige Bücher zu dem Thema veröffentlicht. Manche Übungen und Meditationen aus seinen Büchern sind von ihm selber angepasst – allerdings hat er, solange Yogi Bhajan lebte, stets dessen Genehmigung dafür bekommen.

21. Hier werden fünf Meditationen vorgestellt, die Gurudev Singh in seinem Unterricht verwendet hat. Gurudev war ab 1971 ein enger Schüler von Yogi

Bhajan und hat ab 1990 in seinem Auftrag Sat Nam Rasayan unterrichtet. Er hat keine eigenen Meditationen entwickelt, sondern hält sich eng an die Vorgaben von Yogi Bhajan. Allerdings kann bei diesen fünf Meditationen nicht mehr nachvollzogen werden, wann sie unterrichtet wurden. Yogi Bhajan hat insgesamt etwa 5000 unterschiedliche Meditationen und Kriyas unterrichtet, von denen die meisten noch unveröffentlicht, unsortiert oder unregistriert sind.

22. Tarn Taran Kaur unterrichtet Kundalini Yoga seit 1972. Diese Übungsreihe kann nicht mehr exakt zugeordnet werden. Wir veröffentlichen sie trotzdem, da es sich um eine besonders wirkungsvolle Kriya handelt, bei der kein Zweifel besteht, dass sie aus dem Kontext des Kundalini-Yoga stammt.

Glossar

72 Surs
In alten Yogischen Schriften bilden die 72 Surs oder Saiten, die Verbindung zwischen dem Klang und den Vitalenergien im Körper. Sie sind ein feinstoffliches Organ in der Mitte des Kopfes, nahe der Epiphyse.

81 Facetten
Die 81 Facetten des Geistes beschreibt Yogi Bhajan in seinem Buch »Der Verstand« (Original *The Mind*).

Advaitarische Bewusstsein
Hier wird die Welt auf ein einziges Prinzip reduziert. Dualitäten haben keine Bedeutung.

Autoimmunkrankheiten sind Krankheiten, in dem sich das Immunsystem des Körpers gegen sich selbst richtet. Klassisch sind dabei alle Formen von Allergien und Unverträglichkeiten. Aber auch Zivilisationskrankheiten wie Aids, Krebs oder Diabetes zählen dazu. Viele Ärzte gehen davon aus, dass die Umweltverschmutzung einen großen Teil dazu beiträgt, dass sich Autoimmunkrankheiten bilden können.

Baba Siri Chand (1494 - 1643) Sohn von Gurū Nānak, dem (unfreiwilligen) Gründer der Sikh-Religion. Baba Siri Chand war als Raj (Königs)-Yogi bekannt, der auch im hohen Alter – er soll 149 Jahre alt geworden sein – keine äußere Form der Alterung aufwies.

Blockaden lösen
Der menschliche Körper besteht aus drei grundsätzlichen Körpersystemen, die durch die Begriffe materiell, energetisch und mental beschrieben werden. In einem anderen Zusammenhang ist von Körper, Geist und Seele die Rede. Wenn diese drei Systeme nicht funktionieren, wird davon ausgegangen, dass in der jeweiligen Ebene oder zwischen den Ebenen *Blockierungen* vorhanden sind, die *gelöst* werden müssen, um einen gesunden, harmonischen Zustand zu erreichen.

Chakra, Chakren, Chakras
(Sanskrit = Rad), Energiezentren im Körper, an denen sich bestimmte Qualitäten verorten lassen. Es gibt sieben Hauptchakras und viele tausend Neben-

chakras im Körper. Auch Orte haben Chakras, die vitalenergetische Aspekte manifestieren.

Erstes Chakra = Sitz der Kundalini, am Damm zwischen den Beinen, zwischen Geschlechtsorganen und Anus.

Zweites Chakra = Sitz der Kreativität und der Reproduktion

Drittes Chakra = Nabelzentrum, das Zentrum der vitalen Energien des Körpers.

Viertes Chakra (Herzchakra) = Sitz der Emotionen, in der Mitte des Brustbeins

Fünftes Chakra = Halschakra, zuständig für Kommunikation.

Sechstes Chakra (Drittes Auge) = in der Mitte der Stirn: der Sitz der Intuition

Siebtes Chakra (Kronenchakra) oder zehntes Tor ist an der Spitze des Kopfes, am oberen Ende des Körpers lokalisiert. Dieser Teil des Menschen gilt als der Sitz der Seele.

Feueratem ist eine Atemtechnik aus dem Kundalini-Yoga. Es wirkt reinigend im Körper und gibt sehr viel Energie. Es geht dabei um einen kräftigen »Blasebalg«-Atem, nur mit dem Bauch und dem Zwerchfell. Beim Einatmen drückt man den Bauch kräftig nach außen. Ausatmend zieht man den Bauch mit gleicher Intensität nach innen. Anfangs kann man es ruhig langsam machen, um bei einem gleichmäßigen Rhythmus zu bleiben, später, wenn man es aufgebaut hat, ungefähr zwei Mal pro Sekunde. Achte darauf, dass die Bauchbewegung mit dem Ein- bzw. Ausatmen richtig übereinstimmt. Auch die Kopfhaltung muss berücksichtigt werden (das Kinn leicht angezogen), damit man kein Druckgefühl im Kopf bekommt.

Gandhi (1869 – 1948) Gandhi war ein indischer Rechtsanwalt und Widerstandskämpfer, der maßgeblich an der Unabhängigkeit Indiens vom dem britischen Empire beteiligt war.

Gruppenbewusstsein
Ein von Yogi Bhajan geprägter Begriff, um zu verdeutlichen, welchen Stellenwert Gruppen im individuellen Entwicklungsprozess einnehmen. Demnach ist eine Entwicklung zu einen universellen Bewusstsein ohne Gruppenbewusstsein nicht möglich.

Gurū Rām Dās (4. Sikh Guru, 1534 - 1581) repräsentiert die Energie von Demut und Hingabe, die am ehesten von den zehn Sikh Gurus den Weg des Yogas repräsentiert.

Kalte Depression ist die Bezeichnung von Yogi Bhajan für einen depressiven Zustand unterhalb der eigenen Wahrnehmungsschwelle. Dies führt mittelfristig zu einer inneren Leere und dem Bedeutungsverlust des eigenen Lebens und der Welt an sich.

Kanonenatem
Ruckartig und vollständig aus dem Mund ausatmen

Karma-Yoga oder Seva ist eine Praxis, um die eigene Hingabe und Demut zu schulen. Dafür wird ein selbstloser Dienst an der Gemeinschaft angeboten und ausgeführt. Diese Arbeit darf keinen Hintergedanken verfolgen und nicht manipulativen Zwecken dienen.

Karmischer Impuls
Karma beschreibt den physikalischen Vorgang, dass jede Aktion eine Reaktion hervorruft. Ein karmischer Impuls wird durch eine bewusste Aktion ausgelöst, um eine bestimmte Reaktion hervorzurufen.

Kundalini-Energie
Wenn Yoga praktiziert wird, verändert sich die Wahrnehmung. Dies wird auch durch einen veränderten Energiefluss im Körper deutlich. Neben »Prana«, der Lebensenergie, und »Apana«, der Reinigungsenergie, kommt der Kundalini-Energie eine besondere Bedeutung zu. »Kundalini« bedeutet Schlange. In den alten Yoga-Quellen der indischen Veden wird die Schlange als die Hüterin der Schätze der Erde beschrieben. Im alten Testament der Bibel ist die Schlange die Verführerin, die Eva dazu bringt, vom Apfel der Erkenntnis zu essen. Im Kontext des Yoga sprechen wir von Bewusstseinsenergie bzw. vom »Nerv der Seele«. Dieser Nerv kann erweckt werden.

Mantra
Mantras können benutzt werden, um Geist und Körper zu beeinflussen. Das Naad (der Klangstrom) ist die Trägersubstanz, über die Übungen und Worte ins Nervensystem und ins Bewusstsein des Yoga-Praktizierenden integriert werden können.

Mantra bedeutet Geist-Projektion. Es ist eine Technik, um den Geist auszurichten. Es gibt viele Mantren und jedes hat seine eigenen Qualitäten, Rhythmen und Auswirkungen. Der mit dem Mantra verbundene Klang, die Resonanz, und der Rhythmus produzieren einen veränderten Bewusstseinszustand, welcher das Muster des Gedankenflusses einstellt.

Mulbandh
Das Mulbandh ist eine von drei Schleusen, die beim Kundalini-Yoga benutzt werden, um die Wirkung zu verstärken.

Japa-Meditationen
Jap bedeutet Meditieren. Japa ist die Meditation der Meditation – also eine endlose Schleife von Wiederholungen. Die Praxis erzeugt Ajapa Jap – die permanente Meditation, die sich von alleine und ohne weitere Willensanstrengung wiederholt.

Durch *Mantrasingen* werden die Strukturen im Gehirn beeinflusst. Dieser Vorgang nennt sich »Nam Ramodam Rasa«. – Das Nam (Mantra) formt den Rasa (Gehirnsaft) und löst so Blockaden und Muster im Gehirn auf (Quelle: Aquarian Teacher Manual).

Dies ist freilich nur mit erprobten Mantren möglich, die dem Ziel dienen, das Bewusstsein zu erweitern. Durch das Mantra werden Energiemuster aus der alten yogischen Tradition übertragen. Sie bilden den Klangstrom, das sogenannte »Naad«.

Das Naad ist nicht neutral, sondern entsprechend der Tradition beeinflusst. Wer der Tradition nicht vertraut, sollte sich gut überlegen, ob er eine Jappa-Meditation mitmacht. Durch das permanente Wiederholen werden Abwehrmuster durchbrochen.

Wenn es eine auf die Erhöhung des Bewusstseins ausgerichtete Japa-Meditation ist, bleiben die inneren Werte und die Identität des Übenden unangetastet.

Nabelpunkt = 3. Chakra = Nabelzentrum. Der Nabelpunkt ist der energetische Mittelpunkt des Körpers. Er liegt zwei Zentimeter unterhalb des Bauchnabels in der Körpermitte.

Orwells »Big Brother«
Das Buch 1984 von George Orwell, 1949 veröffentlicht, gilt als einprägsame Studie einer totalitären Gesellschaft.

Sadhana bedeutet tägliche spirituelle Praxis.
Die Yoga-Schriften empfehlen ein Sadhana von mindestens 2 1/2 Stunden vor dem Sonnenaufgang. (In unseren Breitengraden, die sich durch stark wechselnde Sonnenaufgangszeiten im Verlauf des Jahres auszeichnen, sind feste Zeiten zu empfehlen.) In diesen frühen Stunden ist der Schutz der Aura und die Fähigkeit, geistig mit unserem spirituellen Lehrer in Beziehung zu treten,

am wirksamsten. Die universelle Lebensenergie ist in dieser Zeit konzentrierter. Körperliche und geistige Reinigung und Stabilisierung wird in diesen Stunden leichter erreicht als zu jeder anderen Tageszeit. Nur wenige Menschen sind wach, und der Lärm und die Geschäftigkeit des Tages stören noch nicht.

Sat Nam Rasayan und Guru Dev Singh
Im Jahre 1991 erteilte Yogi Bhajan seinem langjährigen Schüler Guru Dev Singh die Aufgabe, Sat Nam Rasayan als meditative Heilkunst öffentlich zu unterrichten.

Selbstwahrnehmungssystem, System der Selbstwahrnehmung, Self Sensory System
Alle diese Begriffe sind auf einige Vorträge von Yogi Bhajan zurückzuführen, die dieser im Jahre 2000 und 2001 gehalten hat. Darin beschreibt er die Möglichkeit, mit Hilfe der eigenen Selbstwahrnehmung das individuelle Lebensschicksal zu beeinflussen.

Shakti-Pat
Der Shakti-Pat ist eine der fünf Stufen der spirituellen Entwicklung, wie sie von Yogi Bhajan unterrichtet werden. In dieser dritten Stufe lösen sich zuvor wichtige Regeln auf. Viele Suchende haben dadurch ein Demutsproblem, sie halten sich selber für die Quelle ihres Erfolgs. Die eigene Macht hypnotisiert. Isolation droht. Viele verlassen die spirituelle Praxis an dieser Stelle. Oftmals ist eine Loslösung vom eigenen Lehrer/Meister notwendig.

Shiva und Shakti symbolisieren die Polaritäten des Universums – das männliche und das weibliche Prinzip, auch bekannt als Yin und Yang.

Die Shakti ist eine weibliche Kraft. Shiva ist eine männliche Kraft. Beide zusammen sind wichtig für alle natürlichen Prozesse. Shiva kann dem Yoga zugeordnet werden, Shakti dem Tantra.

Shakti-Kraft ist mit dem Element Wasser vergleichbar. Es spült, es reinigt, es drückt dich weg. Es gibt kein Mittel dagegen, wenn sie einmal entfesselt ist – etwa bei einer Flutwelle. Diese Kraft ist so elementar, dass sie alles durchdringen kann. Es gibt keine Chance, diese Kraft zu besiegen. Das ist, als würde man in Wasser schlagen, um es zu bekämpfen.

Shiva dagegen ist der unstrukturierte Geist. Es ist eher dem Feuer zugeordnet. Feuer hat viele gute Eigenschaften, es reinigt, es erneuert, aber es zerstört auch. Es kann eine große Zerstörungskraft entfalten. Gleichzeitig kann es Dinge ans Licht bringen, die vorher im Dunkel waren. Dazu ist das Element Wasser nicht in der Lage.

Shuniya-(Null)-Bewusstsein
Als Shuniya (= Null) bezeichnet Yogi Bhajan den Geisteszustand, der nötig ist, um über sein eigenes Schicksal entscheiden zu können.

Sikh, Sikhismus
Eine Religion aus Indien mit weltweit etwa 23 Millionen Anhängern.

Sympathikus und der Parasympathikus
Zwei Teile des vegetativen Nervensystems, die als »Gegenspieler« einander synchronisieren.

Tantrische Energien
Im Kundalini-Yoga gibt es eine Disziplin, die *Weißes Tantra Yoga* genannt wird. Dabei werden die Kräfte, die durch Polarität erzeugt werden, über eine strikte Form zur Bewusstseinserweiterung genutzt. Diese Kräfte werden als »Tantrische Energien« bezeichnet.

UNO United Nations Organisation, Vereinte Nationen mit Sitz in New York, 1949 gegründet.

Vertikale Ausrichtung und horizontale Ausrichtung
Das Fließen der *Kundalini-Energie* entlang des Zentralkanals (Begriff aus der Traditionellen Chinesischen Medizin) ist durch die vertikale Ausrichtung symbolisiert. Hieran sind das erste und siebte *Chakra* beteiligt. Die horizontale Ausrichtung spielt sich im zweiten bis sechsten Chakra ab, und hat mit der Auseinandersetzung mit weltlichen Dingen zu tun.

Weißes Tantra-Yoga
In dieser Yogatradition werden die Übungen zu zweit und in einem festen Ritual innerhalb einer Gruppe ausgeführt. Das Weiße Tantra Yoga ist eine spezifische Technik, die höchst komplex ist und absolute Genauigkeit und Kenntnis der Materie erfordert. Im Augenblick gibt es keinen lebenden Menschen, dem dies zugetraut wird. Aus diesem Grund wird Weißes Tantra Yoga nach Videos von Yogi Bhajan ausgeführt, die dieser extra dafür aufgenommen hat und die von engen Schülern von ihm begleitet werden.

Weltweit finden jedes Jahr rund fünfzigWeißes Tantra Yogakurse statt, mit jeweils bis zu 2000 Teilnehmern.

Yogi Bhajan, (1929 - 2004) Alle aufgeführten Zitate stammen – sofern nicht anders bezeichnet – von Yogi Bhajan. Als letzter Meister seiner Tradition hat Yogi Bhajan die alte, aber durch ihre energetische Dynamik so gut zu unserem Lebensrhythmus passende, Wissenschaft der Lebensenergie aus ihrer geheimnisvollen Isolation geholt. In Deutschland ist Kundalini Yoga so populär, dass jedes Jahr mehr als 350 neue Lehrer ausgebildet werden.

Yoga-Sutren von Patanjali
Die ersten umfassenden Schriften über Yoga gehen auf Patanjali zurück und werden auf den Zeitraum 200 v. Chr. bis 400 n. Chr. datiert. Ob Patanjali wirklich gelebt hat, ist nicht belegt. In jedem Fall können die entsprechenden Yoga-Sutren dem indischen Kulturraum und der entsprechenden Epoche zugeordnet werden.

Zirbeldrüse oder Epiphyse ist eine Drüse in unmittelbarer Nähe der Kopfspitze. Sie ist dem *siebten Chakra* zugeordnet. Das alte deutsche Wort Zirbel ist mit der Vorstellung eines in sich gedrehten rotierenden Körpers verknüpft. Das Rotieren des siebten Chakras symbolisiert den erfolgreichen Aufstieg der *Kundalini-Energie,* die der absoluten Selbsterkenntnis vorausgeht.

Zehn Körper
Die meisten Menschen glauben, dass sie lediglich aus einem physischen Körper bestehen, und identifizieren sich nur mit materiellen Dingen. Einige beziehen vielleicht noch ihren Geist als eine unabhängige Ebene mit ein. In Wirklichkeit besteht der Mensch aus zehn Körpern: dem physischen Körper, drei mentale Körper und sechs Energiekörper. Das Wissen um diese Körper ist wichtig, um ein erfolgreiches Leben führen zu können.

Der 1. Körper ist die Seele
Die Seele ist der unendliche und unteilbare Kern des Menschen, der ihn mit dem Göttlichen verbindet. Sie ist der Same, der meist unbemerkt unter der Erde ruht und dann keimt, wenn der Mensch anfängt, sich zu verwirklichen. Die Zirbeldrüse am obersten Ende des Kopfes steht mit der Seele in Verbindung.

Der 2. Körper ist der negative Mind (Mind = rationale Identität)
Der negative Mind zeigt die Gefahren und Nachteile einer Situation auf. Er warnt den Menschen und versucht, ihn zu schützen. Er reagiert als erstes.

Etwas abzulehnen, ist eine notwendige Fähigkeit und hat eine reinigende und energetisierende Funktion. Nur wenn es zu viel wird, ist es schädlich.

Der 3. Körper ist der positive Mind
Dieser Mind zählt die Vorteile einer Situation auf. Er ist wichtig bei Depressionen oder in scheinbar aussichtslosen Lagen. Sein Wirken stabilisiert den Menschen, kann aber auch Illusionen und Leichtgläubigkeit hervorrufen.

Der 4. Körper ist der neutrale Mind
Der neutrale Mind guckt sich an, was der negative und positive Mind zu sagen haben und entscheidet dann aus einer neutralen Perspektive heraus. Mit einer starken Neutralität können die Dinge durchschaut werden. Das hat viel mit Mitgefühl und Liebe zu tun, und der Fähigkeit, Gott in allem zu sehen. Das bedeutet auch, sich selber nicht über oder unter andere Menschen zu stellen.

Der 5. Körper ist der physische Körper

Der 6. Körper ist die Bogenlinie
Auf vielen Heiligenbildern wird sie als Heiligenschein dargestellt. Sie verläuft über dem Dritten Auge von einem zum anderen Ohrläppchen. Frauen haben eine zweite Bogenlinie von Brustwarze zu Brustwarze. Diese zweite spiegelt Anmut und Klarheit wider und dient als Schutz für das Kind während der Schwangerschaft.

Die Bogenlinie ist ein Spiegel der inneren Werte und Glaubenssätze, aber auch der eigenen Grenzen. Sie verändert sich bei Krankheiten und wird schwach, wenn das Immunsystem angegriffen ist. Wenn sie nicht mehr da ist, kommt es zum Selbstmord.

Der 7. Körper ist die Aura
Die Aura ist die Erweiterung des elektromagnetischen Feldes des Körpers. Sie hängt mit dem Nervensystem zusammen: starke Nerven = starke Aura = starke Ausstrahlung. Die Aura dient als Schutz vor negativen Eindrücken und zur Kommunikation. Sie kann Informationen aufspüren, abwehren und auch speichern. Mit einer Biofeedback-Kamera kann die Aura fotografiert werden.

Der 8. Körper ist der Energie- oder Pranakörper
Unser Energiekörper hält den Menschen am Leben. Er verbindet die unbewegliche Materie mit der unendlichen Kraft der Seele. Prana ist vitale Energie, die der Mensch durch Einatmung, Nahrung, Berührung, Licht und alle weiteren Eindrücke der Sinnesorgane aufnehmen kann. Apana ist reinigende Energie, die unser Körpersystem durch Ausatmung, Stuhlgang, Urin, Schweiß, Ausschläge, Tränen, Schleim und allen Formen von Kommunikation wieder

verlässt. Mit einem starken Energiekörper ist es möglich, auf lange Sicht zu planen. Die Mitmenschen spüren einen in ihrem Herzen, und die eigene Heilenergie ist stark.

Der 9. Körper ist der Subtilkörper

Der Subtilkörper ist die tiefere Identität des Menschen, die mit der Seele zusammen den Tod überdauert und mit einem neuen Menschen wiedergeboren werden kann. Wenn die tiefere Identität verwirklicht wird, hat der Mensch sein Leben gemeistert. Im Schlaf oder in tiefer Meditation kann der Subtilkörper den physischen Körper verlassen, bleibt aber noch durch ein »Silberband« mit ihm verbunden.

Der 10. Körper ist der Ausstrahlungskörper

Dieser Körper hängt wie die Aura direkt mit dem Nervensystem zusammen. Er symbolisiert Ausstrahlung, Kraft und Klarheit. Die Haare stehen mit dem Strahlen dieses Körpers in Verbindung. Bei einem starken Strahlungskörper arbeitet deine Anwesenheit für dich, und du hast »königlichen Mut«.

Wenn die Körper nicht in Verbindung sind, neigt der Mensch dazu, starr und unveränderbar zu sein.

Die Körper hängen energetisch in Paaren zusammen:

1 und 9: Basis der menschlichen Existenz
2 und 8: Lebensenergie
3 und 7: Struktur des Lebens
4 und 6: Erkenntnis und Bewusstsein
5 und 10: Selbstverwirklichung

Literatur

Blake, Anthony, *Das intelligente Enneagramm*, Fulda 1993

Dammbeck, Lutz, *Das Netz – die Konstruktion des Unabombers*, Hamburg 2004

Fromm, Erich, *Die Kunst des Liebens*, 1954

Fromm, Erich, *Anatomie der menschlichen Destruktivität*, 1974

Gandhi, Mahatma, *Aus der Stille steigt die Kraft zum Kampf*, Freiburg 1987

Gurdjieff, G., *Begegnungen mit bemerkenswerten Menschen*, Paris 1960, Basel 1992

Heinrichs, Johannes, *Revolution der Demokratie*, Berlin 2003

Hellinger, Bert, *Der große Konflikt*, München 2005

Hesse, Hermann, *Siddhartha*, Frankfurt 1953, 1974

Khalsa Distributors, *Sadhana Handbuch*, Yogipress, Gross Umstadt 2004

Thomas, Claude Anshin, *Krieg beenden, Frieden leben*, Berlin 2003

p.m., *bolo bolo*, Zürich 1989

Pirsig, Robert M., *Zen und die Kunst ein Motorrad zu warten*, Frankfurt 1987, 1989

Pogačnik, Marko, *Wege der Erdheilung*, München 1997

Singh, Guru Dev, *Sat Nam Rasayan – Die Kunst des Heilens*, Ahlerstedt 2009

Singh, Satya, *Das Kundalini-Yoga Handbuch*, München 1990

Wulff-Bräutigam, Katharina, *Bhagwan, Che und ich*, München 2005

Yogananda, Paramahansa, *Autobiographie eines Yogi*, 1946, 1981 Bern

Elten, Jörg Andrees, *Ganz entspannt im hier und jetzt*, Hamburg 1979

Über den Autor

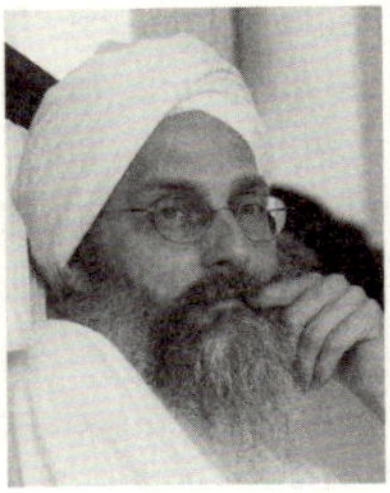

Sangeet Singh wurde 1973 in Hamburg geboren. Die Kräfte der Natur und die Entwurzelung des modernen Menschen waren schon in seiner Kindheit wichtige Themen, mit denen er sich auseinandersetzte.

Die Jahre von 1991 bis 2005 verbrachte er mit sozialem und umweltpolitischem Engagement an verschiedenen Orten in Deutschland zunächst ehrenamtlich, später hauptamtlich. Von 2002 bis 2005 war er Büroleiter des globalisierungskritischen Netzwerks attac.

Durch eine körperliche Krise kam er 1995 zum Yoga. Seit dieser Zeit verbindet er seine sozialen Aktivitäten mit den heilsamen Techniken aus der Tradition des Kundalini-Yoga. In den späten 90er Jahren hatte er knapp ein Dutzend Mal Gelegenheit, direkt von Yogi Bhajan, dem Meister des Kundalini-Yoga, zu lernen.

Sangeet Singh unterrichtet seit 1997 wöchentliche Yogakurse, zunächst in einer eigenen Yogaschule in Berlin. Seit Ende 2002 wohnt er zusammen mit seiner Frau und seinen zwei Söhnen in der Nähe von Frankfurt am Main und bietet Yogaunterricht und Sat Nam Rasayan an, eine meditative Heiltechnik. Seit 2008 unterrichtet er in der Yogalehrer-Ausbildung und in der Sat Nam Rasayan-Ausbildung von 3HO e.V. (www.3ho.de).

Im Jahr 2013 gründete er zusammen mit anderen Yogalehrern das Kundalini-Yoga-Center in Frankfurt in der Nähe des Hauptbahnhofs.

Sangeet Singh ist Betreiber des Yoga-Internet-Portals www.yoga-infos.de und Mitgründer der Friedensinitiative www.one-world-one-vision.org.

Sie finden unsere Bücher in Ihrer Buchhandlung oder im Internet unter www.neue-erde.de

Im deutschen Buchhandel gibt es mancherorts Lieferschwierigkeiten bei den Büchern von NEUE ERDE. Dann wird Ihnen gesagt, dieses oder jenes Buch sei vergriffen. Oft ist das gar nicht der Fall, sondern in der Buchhandlung wird nur im Katalog des Großhändlers nachgeschaut. Der führt aber allenfalls 50% aller lieferbaren Bücher.

Deshalb: Lassen Sie immer im VLB (Verzeichnis lieferbarer Bücher) nachsehen, im Internet unter **www.buchhandel.de**

Alle lieferbaren Titel des Verlags sind für den Buchhandel verfügbar.

Bitte fordern Sie unser Gesamtverzeichnis an unter

NEUE ERDE GmbH
Cecilienstr. 29 · 66111 Saarbrücken
Fax: 0681 390 41 02 · info@neue-erde.de

NEUE ERDE